国家科学技术学术著作出版基金资助出版

临床研究体系建构实践

主　编　钱碧云

编　者　（以姓氏笔画为序）

　　　　冯铁男　吕文文　孙　喆　李　磊

　　　　李奕萱　李宪辰　沈恩璐　张　帆

　　　　张维拓　胡婷婷　姜嘉媛　徐天宇

　　　　康　玫　渠田田　谢　丽　路茂杰

编写秘书　胡婷婷

人民卫生出版社

·北 京·

图书在版编目（CIP）数据

临床研究体系建构实践 / 钱碧云主编 . —北京：人民卫生出版社，2022.1
ISBN 978-7-117-32379-6

Ⅰ.①临…　Ⅱ.①钱…　Ⅲ.①临床医学 – 研究方法　Ⅳ.①R4-3

中国版本图书馆 CIP 数据核字（2021）第 230212 号

临床研究体系建构实践
Linchuang Yanjiu Tixi Jiangou Shijian

主　　编　钱碧云
出版发行　人民卫生出版社（中继线 010-59780011）
地　　址　北京市朝阳区潘家园南里 19 号
邮　　编　100021
印　　刷　廊坊一二〇六印刷厂
经　　销　新华书店
开　　本　787 × 1092　1/16　　印张：13
字　　数　316 千字
版　　次　2022 年 1 月第 1 版
印　　次　2022 年 1 月第 1 次印刷
标准书号　ISBN 978-7-117-32379-6
定　　价　129.00 元

E － mail　　pmph @ pmph.com
购书热线　　010-59787592　010-59787584　010-65264830

打击盗版举报电话：010-59787491　　E- mail：WQ @ pmph.com
质量问题联系电话：010-59787234　　E-mail：zhiliang @ pmph.com

主编简介

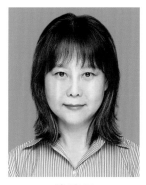

钱碧云

博士、研究员、博士生导师。研究领域为肿瘤流行病学与临床研究管理和方法学。曾至美国耶鲁大学医学院进行慢性病流行病学博士后研究,曾受聘于国家自然科学基金委员会医学科学部任流动项目主任。2014年人才引进入上海交通大学医学院,即致力于"临床研究中心"的平台建设,聚焦"研究者发起的临床研究"全流程管理与方法学技术支撑体系的构建,并带动13家附属医院已形成国内较早、规模最大并具有较大影响力的多中心学术型临床研究组织联盟(multi-center academic clinical research organization,MACRO)。组建了一支学科高度交叉的复合型方法学团队,开展临床研究专业服务、管理、教学和科学研究,致力于开展研究者发起的临床研究机构建设和质量分析评估、医疗方案的设计以及医疗健康大数据分析,并为高质量的临床研究提供教育培训等。于2020年牵头联合上海35家三甲医院陆续成立院内临床研究中心(clinical research unit,CRU),构建国内首个标准统一、高质量、实体化的区域临床研究中心联盟网络。

上海市优秀学术带头人,担任中国医药生物技术协会临床研究专业委员会主任委员、上海市医院协会临床研究管理专业委员会副主任委员、上海市医学会卫生专科分会副主任委员、中国抗癌协会第八届肿瘤流行病学专业委员会常务委员、上海市临床研究伦理委员会委员、上海市预防医学会卫生统计专业委员会委员、美国癌症研究学会会员等。作为项目负责人承担了30余项国家级与省部级课题研究,在 *Lancet Oncology*、*Lancet Infectious Disease*、*JCO*、*Oncogene* 等高水平期刊上发表论文100余篇,引用次数1 800余次。曾获国家科技进步奖二等奖、教育部自然科学奖二等奖、天津市科技进步奖一等奖、中国女医师协会五洲女子科技奖等科研奖励。

‖ 序　一 ‖

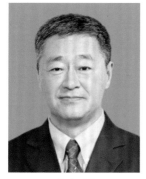

董尔丹

医学是获得人类生命相关知识、促进个体和人群健康的科学。医学研究可分为临床医学研究、基础医学研究、预防医学研究等，其中以临床医学研究资源最丰富。但是，我国目前临床医学研究多是相对孤立的、规模较小的、一定程度的重复性研究，难以利用这些本土证据形成适合国人的疾病诊疗方案。适应健康中国战略需求和医学科技创新规律，医学研究应呈体系化发展，通过有效整合资源，加速研究进程和成果转化，最终有效提高医学研究的质量和效率。

开展高质量的临床医学研究需要国家和机构加大对临床研究项目基金的投入、机构体制建设、复合型专业人才培养、生物样本库的构建，需要整合我国优秀的临床资源，坚持开放协同创新，才能有效推动中国临床研究的发展。钱碧云教授深刻认识到了我国研究者发起的临床研究（investigator initiated trials，IIT）面临的困难与瓶颈，并根据自身工作经历和研究实践编写了《临床研究体系建构实践》一书。书中系统性论述了临床研究体系的基本框架和要素，并详细介绍了作者在上海交通大学医学院创建的国内首个高校-附属医院两层级的MACRO，相信钱碧云教授关于IIT体系建设的理念和实践能为医疗机构、医联体临床研究体制建设提供参考。

现在正是生命科学和医学健康研究的最佳战略机遇期，政府和全社会都在鼓励支持面向人民生命健康的医学科技创新，基础与临床的结合能够真正解决我们医务工作者在临床上遇到的一些问题。希望我国各临床研究平台能进一步完善体制机制和创新环境，吸引高端人才，产出优质成果。

中国工程院院士

北京大学第三医院血管医学研究所研究员

北京大学心血管研究所所长

2021年10月26日

┃序　二┃

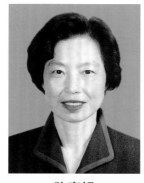

陈赛娟

　　近十多年来，国家对新药和医疗器械研发高度重视，实施了"重大新药创制"等重大专项，投入了大量资金，发布了一系列新药和医疗器械研发的政策，我国一类新药申报和进口药申报受理出现了"井喷"式发展的喜人形势，为创新药物和创新器械营造了有利的环境。然而，我国临床研究仍然面临严重挑战，临床试验机构数量少，专业人员缺乏，质量堪忧，配套激励机制不到位，成为新药和医疗器械研发的瓶颈。为此，国家发改委在全国部署了上海交通大学等五个转化医学国家重大科技基础设施，并设置了高水平的临床试验设施；国家科技部等四部委和上海市已建设了一定规模的临床医学研究中心。如何加强临床试验机构建设、培养临床试验专职队伍、建设临床试验专业培训课程体系等系列问题亟待研究。

　　上海交通大学医学院临床研究中心编写的《临床研究体系建构实践》一书值得推荐。作者发挥其专业特长，在全国较早提出研究者发起的临床研究，尤其是多中心随机临床试验的方法学体系建设，并积极实践健康大数据管理与人工智能、临床研究的质量控制模型研究等，为高质量的临床研究提供教育培训教材。该书系统总结了国内外临床研究方法学的进展，对于规范国内临床研究的实施、促进临床研究中心的建设大有裨益。

　　专著的内容包含体系构建、团队建设、信息化平台建设、项目管理、教育培训、管理与设计考量、数据管理、质量管理及若干规范性文件等。内容翔实，涵盖了临床研究全过程，具有较高的学术及实用价值。

　　本人非常愿意向参与临床试验之研究、教学和培训工作的同行们推荐本书，谨以为序！

中国工程院院士

上海市科学技术协会主席

转化医学国家重大科技基础设施（上海）主任

上海交通大学医学院附属瑞金医院终身教授

2021 年 10 月

| 序　三 |

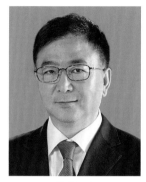

许俊才

中国经过近 40 多年改革开放，经济的高速发展和国力增强奠定了中国未来发展创新的基础。自屠呦呦 2015 年 10 月成为首获诺贝尔生理学或医学奖的中国人之后，我们更有自信在医学上取得世人认可的成就。这些变化激励着中国数百万医学工作者探索医学科学，开展各种临床研究。

伴随着中国临床医学研究的飞速发展和进步，临床研究质量缺陷问题日益受到关注。如何提高中国临床研究质量？钱碧云教授的新书正是为解决这个关键问题而著。她和她的团队认识到中国目前在医学科学中存在大量的 IIT，而部分研究的参与者缺乏系统的研究管理经验，尤其缺乏管理的方法和工具。针对这些问题，作者团队系统性论述了临床研究体系要素，借鉴国际先进理论与规范框架，初步总结出一套适合国内医疗和学术机构发展 IIT 的建构体系。

新书《临床研究体系建构实践》的出版，可谓及时雨。它给各级医疗机构开展临床研究提供了建立管理体系的参考书。与其他介绍临床研究管理的书不同，本书是钱教授团队实际经验和国际标准的整合，分为管理篇和方法篇，许多列出的标准可以直接应用。

借用威廉•奥斯勒（William Osler）的名言："To study the phenomenon of disease without books is to sail an uncharted sea, while to study books without patients is not to go to sea at all [没有参考书籍去研究疾病的现象如同在漫无边际的大海中航行，同时没有患者去研究各种（医学知识）书籍就是根本没有出海]。"目前中国临床研究／试验的水平参差不齐，与许多国家相比我们在这方面还有许多工作要做。为推行科学的临床研究操作和提高中国的临床研究水准，特此推荐本书。

祝愿中国医师经过医学研究获取更多的诺贝尔生理学或医学奖！

原上海医药临床研究中心副主任

许俊才

2021 年 6 月

| 前　言 |

高质量的临床研究对推进医学科技发展起着重要作用，纵观生物医药创新产业链，临床研究是无法替代的一步，也是投入时间和资源最多的阶段，临床研究是实现成果转化和我国达到"健康科技创新整体实力位居世界前列"目标的必经之路。

IIT 是指医疗卫生机构开展的，以人个体或群体（包括医疗健康信息）为研究对象，非以药品、医疗器械注册为目的的，研究疾病的诊断、治疗、康复、预后、病因、预防及健康维护等活动。IIT 能够更好地探索疾病最新诊疗方法及国际前沿诊疗手段，产出高质量的循证医学证据，从而形成临床指南指导临床实践。近年国家和地方政府纷纷发布系列政策鼓励临床医师开展临床研究，如 2017 年国家四部委联合发布《国家临床医学研究中心五年（2017—2021 年）发展规划》，至 2021 年底统筹建成 100 家左右临床医学研究中心；2016 年上海申康医院发展中心启动"促进市级医院临床技能与临床创新三年行动计划"，资助医务人员开展临床研究。

当前我国 IIT 仍面临各种各样的困难与瓶颈，如临床医师工作繁忙难以保障科研时间、专业临床研究人才短缺、研究设计存在方法学缺陷、实施过程不规范、信息化技术跟不上需求等，因此，构建能够支持规范、科学、高效地开展临床研究的专业的方法学平台势在必行。2019 年上海市卫生健康委联合上海市药品监督管理局、上海市发改委等九部门联合发布政策要求以市级医院为试点独立设置临床研究中心，尽管大部分医院配备药物临床试验机构，但推动 IIT 为主旨的临床研究管理与技术支撑的机构大多尚未配备专业的临床研究人员，基础设施建设也不完善，亟需全面、科学、专业的体系建设和指导。

上海交通大学医学院临床研究中心在国内首先构建了高校 - 附属医院两层级的 MACRO，有效地专业支撑开展临床研究，已成为临床医师最主要的研究依靠伙伴。随着全国各地"建设研究型医院"理念的兴起，中心曾在 2018—2020 年密集接待了来自上海、北京、天津、深圳、山东、广东、安徽、湖南、海南、甘肃等诸多省市医院的科研管理负责人与临床学科带头人，迫切希望学习交流临床研究体系建设经验，本团队也曾多次受邀为国家及来自全国 32 个地区卫生系统管理者及医院的项目负责人进行方法学授课。因此，我们回顾了 5 年前从调研临床医师的方法学知识培训需求开始，到搭建基础设施平台、组建交叉复合型的专业方法学团队，直至今日完成手稿时已基本形成一套支撑 IIT 全链条的实践经验。基于此，本书系统性论述了临床研究体系要素，借鉴国际先进理论与规范框架，初步总结出一套适合国内医疗和学术机构的发展 IIT 建构体系，分为管理篇和方法篇。

管理篇系统介绍了临床研究中心的建设和管理方法，包括临床研究发展概论、方法学支撑体系构建、专业团队建设、基础设施建设、项目管理和教育培训等内容，每一章皆从介绍国外主流的体系和模式入手，并分享笔者机构的建设经验，为首次成立临床研究中心或有意于加速建设临床研究体系的科研院校和管理部门人员提供实战参考。方法篇则注重包含精准医疗、干细胞临床研究与人工智能等几个前沿临床研究的方案设计考量、IIT数据管理及质量管理，为有意向开展临床研究的医务人员、方法学人员和临床医学生提供了可借鉴案例，希望在传统的流行病学方法基础上有所补益、开阔思路。此外，每章末尾提供了Tips，供读者快速了解各章节重点内容及集约化体系建设的关键点和精髓；附录亦收录了临床研究中心建设中涉及的人员管理、数据管理、项目管理、监查等环节的标准操作流程和资源文件，供读者借鉴参考。

本书编写时正值新型冠状病毒肺炎全球大流行期间，大量新冠肺炎的临床研究竞相涌现，行业内密切关注方法学上的种种问题，且由于有限的受试者资源，真正有意义的试验可能因为病例不足无法得到结论。这一现象既反映了国家统筹资源开展临床研究的重要性，也再次说明了临床研究科学体系构建的必要性。笔者在《柳叶刀·传染病》杂志上发文指出影响卫生决策的"缺乏证明"与"证明缺乏"是方法学的不同概念；当缺乏确证有效的治疗药物而患者面临生命威胁时，临床医师基于科学推断进行同情用药或超适应证用药，前提是需要认真平衡考量患者的潜在获益和用药安全性风险。由此，研究者需具备临床研究方法学专业知识的重要性与迫切性可见一斑。

本书在编写临床研究支撑体系建构过程中，努力做到既接轨国内外前沿理论有创新，又做到符合临床研究一般规律，且充分考虑到我国国情特点和实践需求。本书付梓之时，国家卫生健康委员会已正式发布《医疗卫生机构开展研究者发起的临床研究管理办法（试行）》，并在京沪粤琼先行试点实施。

但由于原创撰写之初，IIT方法学体系构建是基于从无到有的探索，作者思想和学术水平有限，难免有纰漏，因此诚恳地希望各位读者、专家提出宝贵意见，逐步推动IIT发展。

上海申康医院发展中心
市级医院临床研究促进发展中心主任

2021年9月

┃目　录┃

管　理　篇

方　法　篇

附　　录

管理篇

第一章

临床研究发展概论

美国国立卫生研究院（National Institute of Health，NIH）将临床研究定义为：涉及人体的以研究新疗法为目的的医学研究。根据 2014 年我国多部委联合发布的《医疗卫生机构开展临床研究项目管理办法》，临床研究是指所有涉及人的药品（含临床试验药物）和医疗器械（含体外诊断试剂）医学研究及新技术的临床应用观察等。近些年，临床研究在国家层面和学术层面都得到了前所未有的重视，但尚存在一些薄弱环节，例如不少临床研究因选择不恰当的研究方法而造成资源的浪费甚至导致失败。本章回顾临床研究的发展历程，总结和比较国内外临床研究发展情况与管理模式，旨在为促进我国临床研究发展提供参考。

第一节　临床研究内涵与发展沿革

作为以疾病的诊断、治疗、预后和病因为主要研究内容的科学研究活动，临床研究具有四个基本特征：以解决临床问题为目的，以受试者为主要研究对象，以医疗服务机构为主要研究基地，由多学科人员共同参与组织实施。临床研究的目的是研究疾病发生和治疗机制，为疾病预防诊治和改善临床实践提供循证医学证据，以及判断新疗法的疗效、价值和安全性。根据研究目的的不同，人用药品注册技术要求国际协调会（International Conference on Harmonization of Technical Requirements for Registration of Pharmaceuticals for Human Use，ICH）颁布的指导原则《E8：临床研究的一般考虑》将临床研究分为人体药理学研究、治疗作用探索研究、治疗作用验证研究和临床应用四大类。根据发起方的不同，临床研究可分为两类：由企业发起、主导完成的临床研究（industry sponsored trial，IST）及研究者发起的临床研究（investigator initiated trials，IIT）。2021 年，中华人民共和国国家卫生健康委员会（简称卫生健康委）发布的《关于医疗卫生机构开展研究者发起的临床研究管理办法（试行）》定义 IIT 为：医疗卫生机构开展的，以人个体或群体（包括医疗健康信息）为研究对象，非以药品医疗器械注册为目的的，研究疾病的诊断、治疗、康复、预后、病因、预防及健康维护等活动。与企业发起的临床研究最大区别在于，IIT 中企业不承担主导角色和申办者职责，仅直接或间接提供试验药、对照药或部分经费。其研究范围常常是企业不常涉及的领域，例如罕见病研究、诊断或治疗手段比较、上市药物新用途等，因此对于很多患者，如罕见病患者，是非常有益的。此外，通过发起、实施临床研究能够使研究者（包括但不限于临床医师、护士、药师、公共卫生医师和科研人员等）更好地探索疾病最新诊疗方法及国际前沿诊疗手段，产出高质量的循证医学证据。研究者发起的临床研究与制药企业发起的临床研究并行，互为补充,能更好地推进药物研究的深度和广度,更多地获得研究数据,为循证医学提供依据。

临床研究是一个不断发展的学科,下面将会从"临床研究实践方法""临床研究相关支撑学科与技术""临床研究管理机构与支撑平台""临床研究行业"四个方面展现临床研究发展脉络。

一、临床研究实践方法的发展

临床研究方法学(clinical research methodology)是指导和开展临床研究的科学理论和方法。临床研究设计与实践方法对得到正确的研究结果、提升临床研究效率至关重要,同时临床研究实践方法不是一蹴而就的,而是经历了漫长的探索。近年来新的设计方法如适应性设计、真实世界研究逐渐受到各国药监管理部门和医疗行业的重视。图1-1描述了18～21世纪临床研究设计与实践方法的发展。

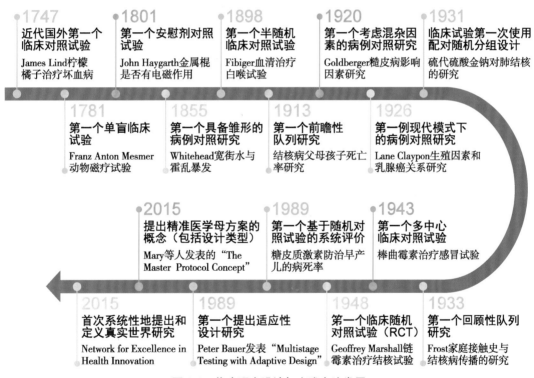

图 1-1　临床研究设计与实践方法发展

二、临床研究相关支撑学科与技术的发展

临床研究的发展与支撑学科的发展息息相关(图1-2),临床医学、伦理学、数据科学、监管科学和实施科学的发展带动了临床研究向更加安全、科学、规范和可行的方向发展。此外,流行病学、医学统计学领域新型研究方法学的出现,使临床研究的规模、技术水平、成果转化取得了巨大进步。21世纪以来,尤以人工智能和大数据与医学广泛交叉融合快速推动了临床研究相关的新兴理念诞生,为解决临床问题提供了新思路和新方法。

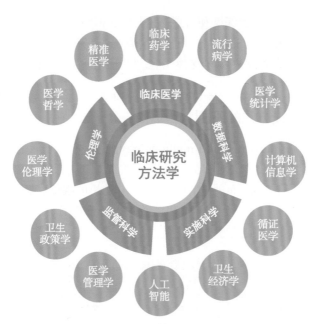

图 1-2　临床研究方法学支撑学科

三、临床研究管理机构与支撑平台的发展

临床研究管理机构、注册平台、研究规范等的建立和完善帮助并促进了临床研究的规范化开展。

（1）管理机构：药品监督管理局是各国临床研究监管体系的重要组成部分。以美国为例，1938 年美国国会以立法形式赋予了美国食品药品监督管理局（Food and Drug Administration，FDA）对临床研究监管的权利。NIH 通过基金资助、合作协议或者合约的形式支持了美国绝大多数的 IIT 项目，同时对所资助的项目也起着管理的作用。我国临床研究管理部门包括国家药品监督管理局（National Medical Products Administration，NMPA）、国家卫生健康委员会（下文简称国家卫生健康委）、科学技术部（下文简称科技部）等部门，其中 NMPA 历史可以追溯到 1950 年。

（2）注册平台：临床研究开展前预先在规定网站上注册不仅有利于增加临床试验信息的透明度、减少发表偏倚，更有利于保障临床试验质量、增加试验过程的规范性和试验结果的可信度，临床试验注册已成为当今临床试验发展的主流趋势（图 1-3）。2000 年，美国 NIH 发布 Clinical Trials.gov 临床试验注册网站，开创了国家临床研究注册网站的先河。随后临床试验注册问题受到了国际医学期刊编辑委员会和世界卫生组织（World Health Organization，WHO）的高度重视，2004 年确定并于 2007 年正式建立了 WHO 国际临床试验注册平台（international clinical trial registration platform，ICTRP）。ICTRP 的成立标志着按统一标准对临床试验进行注册并颁发统一注册号的临床试验注册制度正式在全球建立。中国临床试验注册中心（Chinese clinical trial registry，ChiCTR）于 2007 年经 WHO ICTRP 认证成为第 4 个一级注册机构。我国 NMPA 于 2012 年开通"药物临床试验登记与信息公示平台"，对获准在我国开展的所有药物临床试验实行登记与信息公示。截至 2021 年 9 月，平台登记试验总数达到 1.4 万余项。此外,国家卫生健康委要求全国临床研究在其开通的"医学研究登记备案信息系统"进行登记注册。

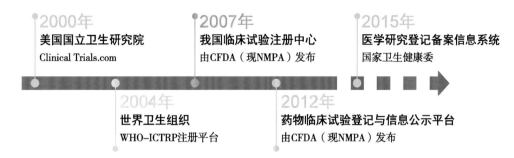

图 1-3　临床研究注册 / 备案平台

（3）研究规范与指南：药物临床试验质量管理规范（good clinical practice，GCP）对促进临床研究规范性开展起着重大作用。20 世纪末,世界各国先后颁布了本国药物临床试验质量管理相关文件,但在具体操作细节上存在较大差异,1996 年 ICH 颁布了 GCP,用于统一成员国临床研究的数据质量标准。我国 NMPA 于 2017 年 6 月正式加入 ICH,并于 2018 年 6 月当选为 ICH 管理委员会成员。新的法规和形势促使了 GCP 的修改,2020 年 NMPA 和国家卫生健康委联合发布了新版 GCP。同样的,临床研究相关指南的发布为行业人员提供了帮助（图 1-4）,ICH、FDA、我国 NMPA 及学术组织、产业界等均发布了临床研究相关指南,涉及方案、统计分析计划等文档撰写、数据管理、统计分析、研究报告等临床研究全流程。

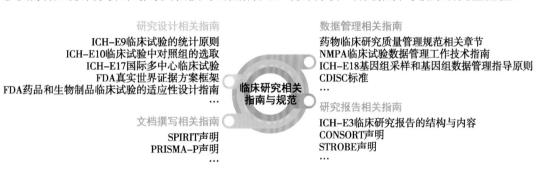

图 1-4　临床研究设计实施报告指南

四、临床研究行业的发展

随着医疗技术及检测方法的发展,临床研究呈现规模全球化、人员专职化、受试者人群广泛化、多学科交叉化和方法学适宜化等特征。

（1）规模全球化：临床研究从最早的个人研究模式发展为团队协作模式,从单中心发展到多中心乃至国际多中心研究。随着我国临床研究政策的完善,越来越多的医疗机构和研究者主持或参与到国际多中心临床研究中。

（2）人员专职化：临床研究需要临床医师和不同专业背景的人员协同完成。IST 试验在申办方的支持下,合同研究组织（Contract Research Organization，CRO）会承担部分技术服务,如方案设计、临床协调、数据管理、文档报告撰写等工作。随着医疗新技术的涌现和临床研究过程的精细化,越来越多的交叉学科人员参与到临床研究中。

(3)受试者人群广泛化:随着临床研究规模的扩大,受试者覆盖范围愈加完整,规模日益扩大,受试者人群呈现全球化特征。但由于受试者教育不足、临床研究数量过多、病例数少等原因,受试者招募逐渐成为临床研究的关键性挑战。国际桥接试验既可方便合理利用外国数据,也促进了临床研究方法学的发展。

(4)多学科交叉化:临床研究相关技术的发展带动了临床研究的快速发展,同时临床医学、生命科学、数学、物理学、信息学各个学科的新理论、新技术和新方法被不断引入临床研究中,临床研究的方法学和其他学科出现交叉、融合、重建的趋势。

(5)方法学适宜化:临床医学的创新和发展,涌现了许多新兴的研究领域,如精准医学研究、干细胞临床研究、人工智能临床应用等,对于这些热门技术与方向的出现,临床研究的方法学也与时俱进,发展出其适宜化的临床研究方法。

第二节 国外临床研究发展与管理模式

一个国家的临床研究发展水平和顶层设计、管理模式息息相关,学习和借鉴国外临床研究的建设经验有助于我国更好地建立适应中国国情的临床研究管理模式,本节总结了全球主要医药创新国家和地区的临床研究开展现状和管理模式。

一、美国临床研究的发展和管理

美国临床研究总体水平在全球处于领先地位,不仅临床研究总量和成果位居前列,而且在管理模式、临床研究支撑和网络建设等方面都比较成熟。

(一)美国临床研究的开展现状

美国临床研究数量和产出在世界位居前列。截至 2020 年 5 月,临床研究登记总量高达 13万余项;2017 年新药研究申请(investigational new drug,IND)数量高达 1 600 余项。2019 年,美国 FDA 批准(包括暂时批准)的药物申请数量 5 000 余项,其中创新药(新分子实体和新治疗生物产品)数量为 48 种,值得一提的是,美国创新药上市数量和率先上市率在全球处于领先地位。

(二)美国临床研究管理概述

美国对于临床研究的管理,在多年实践中已经形成了较为成熟的法律法规和管理体系,在项目审批和政策支持、临床研究数据管理、临床科研人员教育和培训、伦理审查及政策等方面均为其他国家临床研究体系建设提供了良好示范与借鉴。

1. 项目审批和政策支持 FDA 将临床研究分为 IND 和非新药研究申请(non- investigational new drug,Non-IND)。IND 试验指临床试验中使用未经 FDA 批准的药物或在药物的批准使用范围外进行超适应证研究,需要向 FDA 提交研究 IND 申请,在获得 FDA 许可并经机构审查批准后方可在 FDA 的监管下开展。Non-IND 研究主要针对已上市药物的适应证进行的临床研究,只需通过机构审查批准,即可在研究中心监管下开展,但一般不能用于申报注册。IND 申请分为商业和研究(非商业)两类。IIT 多数为研究类 IND 或 Non-IND。

IIT 主要分为上市后适应证内药物使用的研究、超适应证的研究和新诊疗方法。对于适应证内药物使用的研究,其发起和实施不受 IND 法规约束,通过审查后由学术机构或者医疗机构自行管理。对于新药研究，多数为药企担任申办方，则需由药企按照 FDA 相关要求提出申请。对于超适应证的研究，首先判断研究是否符合特定的监管豁免标准，若符合则不需要递交 IND 申请。如在肿瘤领域，医师对说明书上的推荐使用剂量进行调整、在没有其他有效替代治疗方案的情况下使用新的联合用药方案，都是临床实践中常见的情况。在特定重大疾病领域，FDA 也会专门制定豁免 IND 的补充指南，例如，为了获得更多研究数据，FDA 提出"不会显著地增加受试者风险的临床试验，可由研究者决定是否递交 IND 申请"。对于没有任何其他的赞助商（如制药公司）的 IIT 研究，研究人员符合 FDA 的申办方-研究者（sponsor-investigator）的定义，即需要自己准备 IND 申请。在这种情况下，IND 申请需附有 3 组表格：FDA 1571 号表格关于研究的详细描述；FDA 1572 号表格提供有关研究者和研究地点的信息；FDA 3674 号表格证明研究已在国家临床试验数据库中注册，此外还需提供药理毒理学信息、以往人体应用经验、生产信息、临床试验方案、研究者手册等材料。如果 IND 获得批准，则研究可以在 FDA 确认并受理 IND 申请后 30 天开始。如果 FDA 需要其他信息，或者被搁置为"临床保留"，则研究不得继续进行。IIT 的 IND 申请流程如图 1-5 所示。

2. 临床研究数据管理　临床数据的安全保障和科学管理是临床数据管理的两个重要考量。对于临床数据的安全，美国于 1996 年颁布了健康保险流通与责任法案（health insurance portability and accountability act，HIPAA），并在 2003 年颁布了医疗信息技术促进经济和临床健康法案（health information technology for economic and clinical health，HITECH Act），以保障受试者的隐私和临床数据的安全及共享。

NIH 于 2018 年制定了数据科学战略计划（NIH strategic plan for data science）（图 1-6）。规划提出要支持高效的生物医学研究数据基础设施建设，促进数据资源生态系统的现代化，推动先进数据管理、分析和可视化工具的开发和使用，加强生物医学数据科学人才队伍建设，并制定相应政策推动数据科学管理的可持续发展，以此促进临床研究数据的科学管理，最大限度地提高临床研究项目所产生的数据价值。

3. 临床科研人员教育和培训　美国的医学教育以培养多学科交叉的研究型临床医师为主要目的。1964 年 NIH 首次设立医学科学家培训规划，2006 年在临床与转化科学基金（clinical and translational science award，CTSA）项目中设立临床研究导师资格培训基金项目，这些项目均将临床科研人才培养放在首位。此外在学历教育上，NIH 还资助博士、博士后和其他临床科研人员的培训计划，目的是使其快速掌握临床研究的相关技能。核心课程主要围绕临床研究原则与实践、统计学、临床研究核心方法、管理与伦理等展开。为继续保持和巩固已取得的成果，美国还计划进一步为专业技术人员和社区合作人员提供继续教育和培训的机会。

4. 伦理审查及政策　美国早在 20 世纪 70 年代就建立了伦理委员会（Institutional Review Board，IRB），重点强调在实施临床研究过程中对受试者的保护，以及确定临床研究的人员和机构是否具有进行临床研究的资格。根据美国法规，任何医学机构若有意参加由美国联邦政府或美国政府机关资助的临床研究，必须得到已向美国人类研究保护办公室（Office for Human Research Protections，OHRP）注册的 IRB 的批准并且整个试验过程中受其监督。为了保证 IRB 的审查质量，IRB 会由 OHRP 和 FDA 进行监管和定期评估。OHRP 监管的法律依据为 45 CFR 46，FDA 的依据为 21 CFR 56。

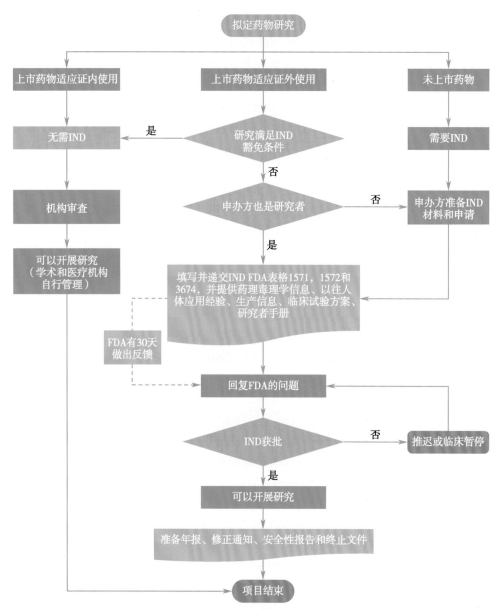

图 1-5　FDA 针对符合申办方 - 研究者条件的 IIT 审批申请流程图

资料来源：根据 FDA 网站 IND 申请资料整理 https://www.fda.gov/drugs/investigational-new-drug-ind-application/ind-application-procedures-overview。

IND. 新药研究申请；FDA. 食品药品监督管理局。

（三）美国各大学 / 医院 / 研究机构的管理案例

美国有很多著名的临床研究试验基地，此次以丹娜法伯 / 哈佛癌症中心（Dana-Farber/ Harvard Cancer Institute，DF/HCC）和杜克大学为例，介绍美国临床研究机构管理情况。

1. 丹娜法伯 / 哈佛癌症中心临床研究管理实践　哈佛大学医学院的附属教学医院丹娜法伯癌症研究所（Dana-Farber Cancer Institute，DFCI）于 1947 年成立，是美国联邦政府指定的艾滋病研究中心和综合性癌症中心。1997 年哈佛大学整合附属 7 家教学医院的抗肿瘤研

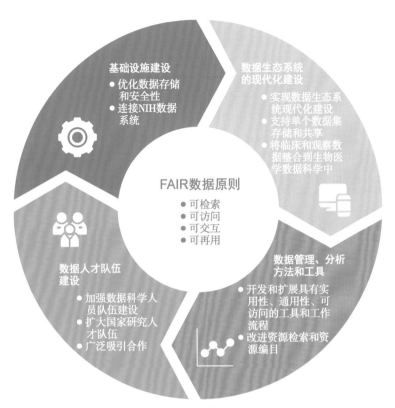

图 1-6 NIH 数据科学战略计划示意图

资料来源：根据 NIH 数据战略计划（National Institutes of Health. strategic plan for data science）整理。

究资源，鉴于 DFCI 在癌症领域的学术优势，成立了丹娜法伯/哈佛癌症中心。DF/HCC 是全美最大的一家综合性癌症研究、治疗和预防中心，每年开展的干预性临床试验近 500 余项。采用统一的方法审批、启动、管理和支持在成员机构中开展的临床试验，DF/HCC 认为统一化管理可以促进临床研究，目前负责协调工作的主要是下面这三个办公室：临床研究信息运营办公室（Research Informatics for Operations，RIO），数据质量办公室（Office of Data Quality，ODQ）和涉人研究办公室（office for human research studies，OHRS）。三个办公室各司其职，将研究者发起的临床研究项目中伦理、科研设计、质量安全监管和培训等进行了统一化管理（图 1-7）。专门的办公室、专职的管理人员、专业的管理系统为哈佛医学院系统内所有肿瘤专业的 IIT 项目提供了一个高效率、高水平的专业管理服务。

2. 杜克大学临床研究管理实践 杜克大学官方网站显示，杜克大学医学院平均每年实施的临床研究方案约有 1 000 多项，杜克大学临床研究中心（clinical research unit，CRU）负责支撑和监督医学院开展的临床研究。临床研究在医学院的心脏科、基因组学与精准医学中心、内分泌科、内科、杜克大学分子生理学研究所等多个部门和科室开展，这些部门和科室均有相应的支撑临床研究开展的机构。以心脏科为例，心脏科支撑临床研究的包括杜克心脏中心临床研究所、杜克临床研究所（Duke Clinical Research Institute，DCRI）等多个机构。DCRI 成立于 1996 年，是世界上最大的学术型临床研究组织。DCRI 以其在心脏病学

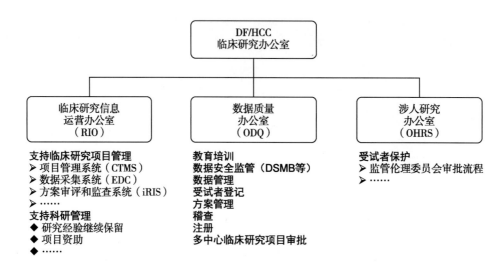

图 1-7 DF /HCC 临床研究管理结构图

资料来源: 根据 DF/HCC 网站资料整理。https://www.dfhcc.harvard.edu/research/clinical-research-support/。

方面的开创性研究而闻名,但当前其开展的临床研究已跨越 20 多个治疗领域。仅 2018 年,DCRI 就与来自 70 个国家 / 地区的 1 750 多家机构的 5 350 多位研究者在超过 207 种顶级期刊中发表 1 200 多篇著作。

(四)美国临床研究网络建设

美国 NIH 于 1960 年开始实施临床研究中心计划(general clinical research center, GCRC),2006 年, NIH 重新规划并将 GCRC 项目和 NIH 其他资源合并成立 CTSA 项目。2012 年后 CTSA 项目由美国国家促进转化科学中心(National Center for Advancing Translational Sciences, NCATS)管辖。NCATS 官网数据显示,2014—2019 年美国对 CTSA 项目资助金额逐年攀升,2019 财年 CTSA 项目资助金额达 5.6 亿美元。CTSA 项目主要有 5 大目标:培训和培养转化研究人才;让病人和社区居民参与转化研究各个流程;促进转化研究中特殊人群和诊疗需求未满足人群的整合;创新流程以提高转化研究特别是多中心研究的质量和效率;促进前沿信息的使用。CTSA 具体项目包括①创新研究网络,该网络不仅是为了更好、更快、更有效率地开展研究,更是要将全国不同的医疗研究机构整合成为一个国家级实验室以研究、理解和创新临床研究执行过程,主要由研究创新中心(trial innovation centers, TICs)、招募创新中心(recruitment innovation center, RIC)和 CTSA 项目网络组成,截至 2019 年,已有 66 所研究机构受到 CTSA 项目资助。② NCATS 伦理委员会平台,该平台涉及两个步骤:第一步签署平台授权协议;第二步选定一个独立的伦理委员会负责确定该多中心研究的研究中心。③ CTSA 协作创新奖,用以支持基于团队的研究,以开发、展示和传播创新,从而改进转化科学过程,将实验室、临床和社区观察转化为干预措施并造福于公共卫生。④建立通用指标计划,旨在评估和优化该计划对国家健康的总体影响。建立一套标准评估措施有助于集中项目活动、简化数据收集并向项目目标展示可衡量的进展。目前已建立了三个度量标准:从事临床和转化研究、伦理委员会的任期、试验基金及刊物。⑤ CTSA 农村健康计划项目,致力于加速临床和转化研究,提高临床和转化研究的速度,减轻疾病负担并促进健康公平。

二、欧洲临床研究的发展和管理

欧洲临床研究数量庞大，在临床研究的管理方面重点在于欧盟和各成员国的临床研究规范和法律建设，搭建药物临床试验管理平台，促进成员国之间协作开展研究。在管理实践方面欧洲区别于美国的特色在于医疗集团和国家的研究机构对于临床研究项目的管理。在临床研究网络建设和信息共享方面，有欧洲临床研究基础网络、英国临床研究网络（UK clinical research network，UKCRN）、英格兰临床研究网络等，强调各成员国之间的数据共享，支持高质量临床研究的开展。

（一）欧洲临床研究的开展现状

欧洲作为全球临床研究领域的先驱，迄今为止临床研究项目总量排名第二，仅次于美国。欧洲临床试验注册中心（European Union drug regulating authorities clinical trails database，EudraCT）登记了 2014 年 5 月 1 日后欧洲经济共同体内开展的所有干预性临床试验及与儿科研究计划相关的在欧洲经济共同体外开展的临床试验。数据显示截至 2021 年 8 月欧盟成员国临床试验申请数量达 15 万余项，登记的临床试验数量达 6 万余项，其中 21% 为非商业性研究。2020 年欧盟批准了 42 款创新药（包括新活性物质，不包括仿制药、生物类似物）。得益于良好的临床研究体系，欧洲临床研究的质量在国际上享有盛誉。

（二）欧洲临床研究管理概述

欧洲临床研究监管由欧洲药品管理局（European Medicines Agency，EMA）与成员国药品监督管理机构合作协同完成。EMA 是负责审批欧盟内经集中程序提交的医药产品上市许可的审评机构。现今欧盟将临床研究分为药物临床试验、其他人体试验和非干预性研究三类，且对三者的管理存在一定的差别（图 1-8）。以药物临床试验管理为例，EMA 搭建了 EU Portal 门户网站和 EudraCT 数据库系统，为各成员国提供药物临床试验管理平台。2014 年欧盟颁布的 Reg.（EU）NO 536/2014 规定药物临床试验必须通过 EU Portal 提交临床试验申

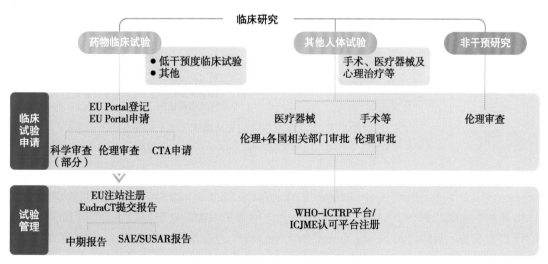

图 1-8 欧盟临床研究的管理分类

资料来源：根据 EMA 网站资料和相关条例整理 https://www.ema.europa.eu/en；ENCEPP Considerations on the Definition of Non-interventional trials Under the current legislative framework；HPRA Guide to Clinical Trail Application。

请，成员国可协作审批和监督临床研究的开展。欧盟各国针对临床研究的管理法规并没有因发起方的不同而有所区别。当前为了促进已上市药品开展及新适应证开发，欧盟定义了"低干预度临床试验"，指出各成员国可通过简化已上市药品的临床研究申请材料促进该类研究的开展。

（三）欧盟各大学/医院/研究机构的管理案例

欧盟各国基本上设有独立的临床研究机构，下文主要以英国国家健康研究所（National Institute for Health Research，NIHR）、德国临床试验协调管理中心和法国巴黎公立医院集团为例介绍。

1. 英国国家健康研究所　英国国家健康研究所隶属于英国卫生部，于 2006 年成立。NIHR 是欧洲最大的国家临床研究资助机构。NIHR 致力于五大目标：支持高质量的研究，培训和支持研究人员，基础设施建设，与生命科学行业和慈善机构合作，让患者和公众参与到研究（图 1-9）。NIHR 的工作主要由英国卫生部及其指定的 7 个战略协调中心完成。成立十余年来，NIHR 投入了大量资金用于资助临床研究项目、研究人员培训和基础设施建设等工作，并取得了一定的成效。

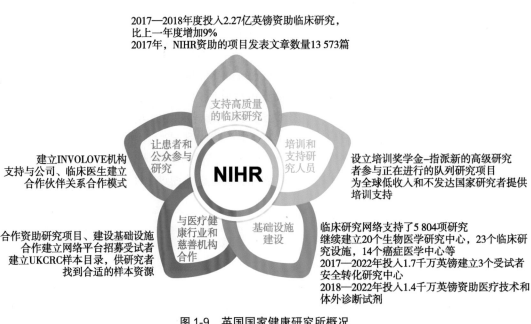

图 1-9　英国国家健康研究所概况

资料来源：根据 NIHR 网站资料整理，https://www.nihr.ac.uk。

2. 德国临床试验协调中心　德国临床试验协调中心（Koordinierungszentrum Klinische Studien，KKS）和临床研究中心（Zentren für Klinische Studien，ZKS）由德国教育部支持组建，以协调和实施临床研究。KKS/ZKS 的任务是支持有关人类医学研究项目（包括 IIT 和 IST）的计划和实施。KKS/ZKS 的服务范围包括评估研究的可行性、项目管理、临床监查、临床稽查、数据管理、严重不良事件管理/药物警戒、研究实施支持和教育培训等。KKS/ZKS 通过 KKS 网络整合，KKS 网络中有 24 个 KKS/ZKS 及德国临床试验外科网，KKS/ZKS 在大学所在地设立有独立部门，这些中心可根据依托机构具体情况建设，共同点是统一的高质量标准和基础架构，可以为研究合作伙伴提供高质量的服务。

3. 法国巴黎公立医院集团　法国巴黎公立医院集团（Assistance Publique - Hôpitaux de Paris，AP-HP）是欧洲最大的集临床、科研、教学为一体的医疗集团，旗下拥有 39 家医院，每年诊疗患者近 1 000 万名。AP-HP 是欧洲临床研究的领导者，每年开展的临床研究项目近 4 500 余项，占法国临床研究总数的 50%。为发展临床研究活动，AP-HP 健全了临床研究组织架构并优化了项目运行机制：专设临床研究创新部统筹集团临床研究总体发展，负责管理和支撑 AP-HP 内运行的临床研究项目，主管当局关系、机构发展、工业合作伙伴、媒体活动、人力资源管理、财务管理和临床研究培训等；分散在医院的临床研究处负责各医院临床研究项目的方案设计、数据管理、质量控制和法律事务等工作。此外，医院还设立临床观察中心，专门负责临床研究的具体实施（图 1-10）。

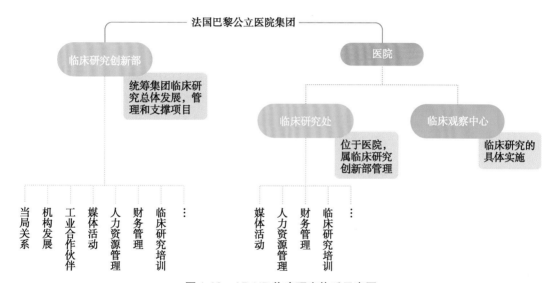

图 1-10　AP-HP 临床研究体系示意图

（四）欧洲临床研究信息共享管理与研究网络建设

欧洲临床研究网络较为成熟，欧盟和区域内国家都纷纷建立了临床研究网络，如 EMA 资助建立的欧洲临床研究基础网络、英国临床研究网络（UKCRN）。UKCRN 是较为典型的多层级国家临床研究网络，于 2004 年建立，致力于通过设施共享、交流合作促进高质量临床研究的开展。其中英格兰临床研究基础设施由 NIHR 临床研究网络（下称 CRN）提供，CRN 由 15 个区域的临床研究网络和各区域的 30 个临床专业组成。CRN 通过承担项目所需额外的人员、设施、设备和支撑服务的费用支持高质量临床研究的开展，此外，CRN 还通过提供培训、管理和报告临床研究的信息系统、患者和公众参与计划、专家交流机会等促进研究者开展临床研究。2018—2019 年度 CRN 支持了 6 100 多项研究，招募的受试者达 870 000 位。

第三节　国内临床研究发展与管理模式

我国作为最大的发展中国家，具有病种多样、受试者群体庞大、临床资源丰富的特点，也为临床研究的开展创造了良好的资源优势。但和国外相比，我国临床研究总量和需求虽然增长迅速，但多数质量不高，整体影响力与临床研究体系成熟的国家相比仍旧有一定的差距。近年来，IIT已经开始占有越来越重要的地位，通过发起、实施临床研究能够使研究者（临床医师）更好地探寻更多更好的诊疗方法及诊疗手段，通过循证医学方法提升临床诊疗水平。但是国内大多数研究者存在临床研究方法学知识缺乏、实施过程不规范、质量评价指标缺失等问题。所以亟待建设高水平规范化的IIT支撑体系、全流程标准化管理及监管质控体系以促进高水平临床研究成果的产出。当前大力加强临床研究体系的建设已成为世界各国推进医学科技发展的重要战略方案，我国在国家层面对于临床研究项目的发展予以高度重视，以支持临床研究开展进行。

一、我国临床研究的开展现状

当前我国临床研究开展环境正在不断改善，研究者发起临床研究的积极性也在不断提高，但我国临床研究总量和研究质量均有待进一步提升。国内外两大临床研究注册网站（www.clinicaltrial.gov 和 www.chictr.org.cn）数据显示，近几年我国IST，尤其是IIT项目数均显著增加，且国际临床试验平台上我国年注册项目数和增长趋势已逐渐超过了英国、日本等国家，但我国在高水平期刊上发表的临床研究文章和部分国家相比仍存在差距（图1-11），与我国丰富的临床资源和基础研究成果相比，我国临床研究总量和成果有待进一步提高，尤其是I期临床试验及国际多中心临床试验数量。

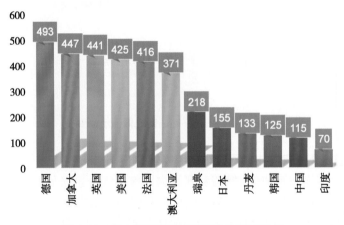

图 1-11　高水平期刊临床研究文章发表数量
根据 2014—2019 年发表在临床研究 4 大期刊（*Lancet, NEJM, JAMA, BMJ*）主刊上的临床研究（Clinical Trial），据参与研究者的国籍进行统计；资料来源：PubMed 数据库。

自2012年起，我国开始谋划布局建设研究型医院牵头的国家级临床研究网络体系，国家临床医学研究中心是根据临床需求按疾病领域建立的由多层级医疗机构组成的开展临床研究的国家科技创新基地。截至2019年，科技部已公布了四批共50家国家临床医学研究中心名单，覆盖心血管疾病、神经系统疾病等28个疾病领域。其网络组织形式采用"中心—核心单位—网络单位"的协作形式，即国家中心负责总体规划、核心单位和网络单位负责打造平台和参与研究；也有部分中心以疾病专科的形式组建联盟，建立疾病队列和生物样本库。据《2018国家临床医学研究中心年度报告》（图1-12）显示，2018年为止已成立的

32 家国家临床医学研究中心承担的临床项目达 922 项，并取得了一定成绩，其中 17 个项目的研究结果被国内外疾病防治指南引用，申请发明专利 135 项，发表论文专著 6 700 余篇。

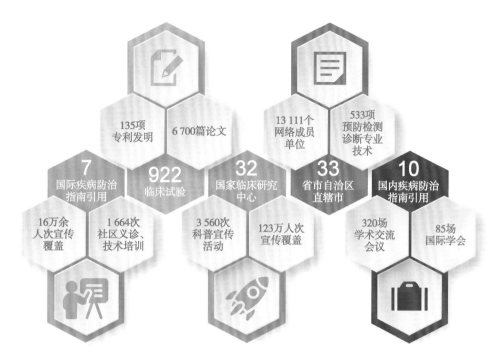

图 1-12　2018 年国家临床医学研究中心开展项目情况

二、我国临床研究管理概述

临床研究尤其 IIT 的开展既取决于研究团队，同时也依赖于政府、医疗卫生机构、高校等管理机构的支持。接下来将从我国政策支持、法律法规完善、支撑体系建设、项目管理、教育培训五个层面概述我国临床研究的管理情况。

（一）政策支持

表 1-1 列出了 2016—2020 年我国各级政府发布的临床研究相关政策。国家层面已将临床研究的发展提上国家卫生与健康发展的重要地位，提出"加强临床医学研究体系与能力建设""改革临床试验管理，鼓励医疗机构设立专职临床试验部门"等政策。2016 年中共中央、国务院印发《"健康中国 2030"规划纲要》，同年国家五部委联合出台《关于全面推进卫生与健康科技创新的指导意见》，提出"全面加强临床医学研究"；2020 年国务院应对新型冠状病毒感染的肺炎疫情联防联控机制科研攻关组发布的《关于规范医疗机构开展新型冠状病毒肺炎药物治疗临床研究的通知》指明，既要支持符合条件的医院开展相关药品临床研究，也要提高药品临床研究的整体效率。2017 年 7 月，科技部、国家卫生和计划生育委员会、军委后勤保障部和国家食品药品监督管理总局制定并印发了《国家临床医学研究中心五年（2017—2021 年）发展规划》《国家临床医学研究中心管理办法（2017 年修订）》和《国家临床医学研究中心运行绩效评估方案（试行）》三份文件，提出未来五年建设发展的短期目标和实施路径。地方层面也加大对临床研究的支持力度，以上海市为例，2016 年上海申康医院

发展中心启动了"促进市级医院临床技能与临床创新三年行动计划（2016—2018 年）"资助医务人员开展临床研究；2019 年上海市 9 部委联合制定发布了《关于加强本市医疗卫生机构临床研究支持生物医药产业发展的实施方案》以完善上海市临床研究体系建设。

表 1-1　我国临床研究政策

文件名称	发布单位	发布时间
《"健康中国 2030"规划纲要》	中共中央、国务院	2016 年
《"十三五"国家科技创新规划》	国务院	2016 年
《关于规范医疗机构开展新型冠状病毒肺炎药物治疗临床研究的通知》	国务院	2020 年
《关于全面推进卫生与健康科技创新的指导意见》	国家卫生和计划生育委员会、科技部、国家食品药品监督管理总局、国家中医药管理局、中央军委后勤保障部卫生局	2016 年
《"十三五"卫生与健康科技创新专项规划》	科技部、国家卫生和计划生育委员会、国家食品药品监督管理总局	2017 年
《国家临床医学研究中心五年（2017—2021 年）发展规划》《国家临床医学研究中心管理办法（2017 年修订）》《国家临床医学研究中心运行绩效评估方案（试行）》	科技部、国家卫生和计划生育委员会，军委后勤保障部，国家食品药品监督管理总局	2017 年
《促进健康产业高质量发展行动纲要（2019—2022 年）》	国家卫生健康委员会、中国人民银行、国家税务总局等	2019 年
《促进市级医院临床技能与临床创新三年行动计划（2016—2018 年）》	上海申康医院发展中心	2016 年
《关于加强本市医疗卫生机构临床研究支持生物医药产业发展的实施方案》	上海市卫生健康委员会、发展和改革委员会、科学技术委员会等部门	2019 年
《北京市关于加强研究型病房建设的意见》	北京市卫生健康委员会、科学技术委员会、人力资源和社会保障局等	2019 年

（二）法律法规完善

我国对临床研究采取了不同的管理模式。以注册为目的开展的临床研究均应向 NMPA 递交新药试验申请，批准后在 NMPA 的监督下实施并定期提交相关资料。其他不增加受试者用药风险及用药风险已有文献或临床实践支持的 IIT，可以通过研究者所在机构学术专业委员会和伦理委员会审评批准后，并在上述机构的监管下进行。

IST 管理较 IIT 开展早，相关法律法规健全，2019 年我国新修订了药品管理法，并于 2020 年修订了药品注册管理办法，但至 2019 年末仍无明确针对 IIT 的相关法规。但是我国各政府部门逐渐加强了 IIT 的管控，例如在干细胞研究机构备案研究管理方面逐渐建立了相应的制度（表 1-2），2015 年国家卫生和计划生育委员会与国家食品药品监督管理总局共同组织制定了《干细胞临床研究管理办法（试行）》；2014 年 10 月，国家卫生和计划生育委员会联合食品药品监督管理总局和国家中医药管理局发布了《医疗卫生机构开展临床研究项目管理办法》，2021 年进行了更新，新的管理办法在北京市、上海市、广东省和海南省先行试点实施；2012 年 NMPA 颁布《已上市抗肿瘤药物增加新适应证技术指导原则》，明确表明"高质量的 IIT 结果也可以作为支持批准增加新适应症的重要参考"；伦理审查方面，NMPA 发布《药物临床试验伦理审查工作指导原则》，允许多中心临床试验中的伦理委员会协作审查，但实际采用协作审查的案例仍较少；机构备案方面，2018 年开始实施医疗器械机构临床研究备案管理，2019 年《药物临床试验机构管理规定》明确了药物临床试验机构应具备的具体条件和备案平台。

表 1-2　我国临床研究法规／指导原则

文件名称	发布时间
《中华人民共和国药品管理法》	2019 年
《药品注册管理办法》	2020 年
《真实世界证据支持药物研发与审评的指导原则（试行）》	2020 年
《药物临床试验机构管理规定》	2019 年
《涉及人的生物医学研究伦理审查办法》	2016 年
《干细胞临床研究管理办法（试行）》	2015 年
《医疗卫生机构开展临床研究项目管理办法》	2014 年
《已上市抗肿瘤药物增加新适应证技术指导原则》	2012 年
《药物临床试验伦理审查工作指导原则》	2010 年

（三）支撑体系建设

我国支撑体系建设起步较晚，亟待建设国家或区域级的完整、成熟、高效的支撑体系示范。目前医院对于临床研究的管理，大多数以药物临床试验机构为行政管理部门，项目主要来源于申办方（企业）发起的创新药物／器械临床试验。医院学术专业委员会和伦理委员会执行审批管理和部分监管的行政职能，但对于 IIT 项目方法学专业技术支撑较为薄弱。而且 IIT 项目设计出现以多中心、多学科、大规模、长期随访队列或真实世界为特征的趋势，越来越需要专业临床研究平台的技术支撑和专业管理。临床研究中心的建设已经进入了前所未有的快速发展阶段，国内部分医院已建立临床研究管理部门，但大部分尚不具备专业的临床研究人员和基础设施，需要一个专业、全面、科学的体系建设指导。在临床研究网络体系建设方面，我国医疗集团大多以区域联合患者诊疗为主推合作内容，临床科研合作已起步，但尚缺乏方法学的指导和专业前沿知识。

（四）项目管理

药物临床试验机构是医院内承担接洽和监管 IST 项目的主要职能部门，并负责医院临床试验的实施监管和质量控制，管理办法主要参照《药品注册管理办法》和 GCP。而 IIT 项目的归口管理部门多数为科研管理部门，主要参考药物临床试验或基础研究科研项目管理流程进行。但是若对 IIT 项目完全按照基础研究进行管理，有时会使 IIT 陷入瓶颈。以经费管理为例，目前我国医学院校或其附属医院的临床研究科研项目预算科目仍按照基础研究项目进行，导致项目经费的使用与管理不能贴合临床研究以人为对象的需求。由于主管部门对临床试验经费没有明确定性，多数医疗机构将药物临床试验的收入纳入科研经费收入或医疗业务收入，在管理和使用上并没有统一标准。伦理审查方面，我国伦理委员会主要由医疗机构自行设立,审查能力和标准参差不齐,且主要针对药物临床试验伦理审查,不能满足日趋复杂且多样化的临床研究项目需求。由于大多伦理委员会为医院或者临床试验组织自设,其独立性不可避免会受到影响。此外,在临床科研项目的伦理审查标准和规范方面我国仍处在探索阶段,基本照搬药物与医疗器械临床试验项目的伦理审查标准,伦理委员会开展 IIT 项目伦理审查时,可能会因为伦理意识不足、对审查效用认识局限、审查机制和监管滞后的因素,不能充分发挥职能,区域内伦理互认也有待进一步推动。

(五)教育培训

临床研究开展需建立跨科室、跨学科、跨地域的专业研究团队。近年来随着临床科研开展的增多,国内对于团队培养也积累了一些经验。为了更好地配合临床医师开展临床转化研究,团队中需要培养和引进专门的方法学人才和专业技术人员。从学历教育方面,除引进高端人才外,国内已经出现了临床研究方法学相关专业研究生培育点,并开始招生。从学历后教育、技能培训方面,高校、医院已逐步举办相关内容的讲座,或者与知名高校、学术机构及企业合作,形式多样。对于临床研究专职辅助人员,如临床研究护士,由民间主导已经出台了执业规范,指导从业人员的资质和要求。但和部分国家成熟的教育培训体系相比,我国 IIT 从学位教育到人员培训,仅限于小范围实践探索,或与国外合作开办培训班,尚未形成成熟的体系。

三、关键问题分析与策略

和领先的国家相比,我国临床研究整体水平仍然存在一定的差距,具体表现如下:第一,在顶层设计上,政策法规仍需要完善制定,无论是从立项、执行、监管、数据共享上,都缺乏明确的指导细则;第二,在临床研究过程中缺少方法学的系统支撑;第三,在临床试验的设计和实施过程中未建立能充分发挥高校 / 医疗卫生机构 / 医疗集团区域医疗整合优势的平台;第四,缺乏专业系统的临床研究教育培训体系与临床研究专业人才,聘用与管理机制缺失。

我国国家和各地区政府部门出台了一系列政策法规以促进临床研究开展,国家临床医学研究中心布局日趋完善,并已取得一定的成果。在这样的大背景下,可以预见我国开展的临床研究数量和规模均会增多。如图 1-13 所示,IIT 项目有其特点,在研究目标、研究选

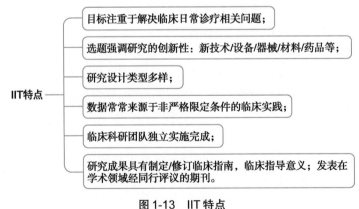

图 1-13 IIT 特点

IIT. 研究者发起的临床研究。

题、研究设计等方面与 IST 均存在一定的差异，且由于实施模式、管理模式等方面的不同，IIT 项目存在各种各样的问题，如课题想回答多个问题；方案设计与研究目标不符；研究方案的可行性不足；受试者招募困难，分中心入组进度滞后；数据库设计考虑欠全面，变量定义标准模糊；实施缺乏质量保障指标，操作随意性大；数据缺失与质量问题仍较大；缺乏整体数据分析计划，甚至研究计划和方案。此外，临床医师因为工作繁忙、学科背景单一、接受方法学培训较少等原因，难以单独开展高水平临床研究。为了突破这些瓶颈，有必要加快规范的临床研究管理支撑平台建设。对于目前资源高度分散、各个中心之间协作不畅，以致未能发挥区域医疗整合优势的问题，有影响力的政府机构、医疗集团和高校等可积极探索临床研究网络平台，以统一的规范和标准来管理临床研究项目，从而推进临床研究的高效有序实施。

（一）管理平台建设

医院是 IIT 开展的主要机构，各医院针对 IIT 与 IST 设置的管理机构不同。IST 主要由医院药物临床试验机构管理，而 IIT 主要由医院科研处或者医务处等部门管理。由于 IIT 与基础研究在执行模式、风险等方面存在较大差异，按照基础研究、IST 等模式管理 IIT 项目不利于其实施和发展，需成立相对独立的临床研究中心来专职管理临床研究项目，制定 IIT 发展的项目管理模式以实现项目的顺利实施。

（二）临床研究方法学支撑平台建设

与 IST 项目相比，IIT 项目目前在执行过程中常常缺乏项目管理员、统计师和临床研究协调员的强力支撑，以致开展规范的研究时经常遇到困难，所以需要搭建临床研究方法学全流程支撑平台和体系，从项目管理、项目方案设计、样本量计算、数据库构建、随机化管理、项目质控和统计分析等方面为临床研究的开展提供全面坚实的保障。

（三）临床研究协同网络建设

建立临床研究协同网络能有效提高临床研究开展质量和组织效率。为加强 IIT 质量和提升临床研究能力建立区域化、中心化管理，十分必要建立临床研究管理机构。临床研究中心可以设置在高校、医联体、医疗卫生机构的管理部门及牵头医院，根据牵头单位的自身优势，在管理流程、方法学支撑、质量安全监管和培训等方面实现中心化高效运行，可逐步纳入医院的临床研究方法学支撑平台共建"临床研究分中心"，形成以学术临床科研为核心、多中心功能互补的临床研究协同网络。临床研究协同网络一方面有利于引导区域内临床研究中心对标国际，以统一规范和标准推动各医院健全完善内部临床研究管理体系，推进临床技术创新与研究创新使临床研究得以高效有序实施；另一方面能够让区域内医疗单位优势互补、协同发展。

（四）教育培训和人才梯队建设

临床研究方向的科研人才及技术人才教育和专业化培训对我国临床研究体系的长期发展和临床研究的质量保障起着重要作用。医院层面，对在职医护人员和临床研究从业人员开展关于临床研究伦理、临床研究方法学等方面的继续教育十分必要；高校层面或者是医疗集团层面，可以根据资源优势和战略定位的不同，开展有针对性的人才培养工作。高校层面注重临床医学生、临床研究方法学人才培养，可将临床研究方法学纳入医学生常规培养计划中；医疗集团汇集多家医院资源，可联合知名机构和企业进行专题培训，能够更有针对性地指导临床研究体系建设工作，吸收国外项目管理与平台建设的经验和先进技术。

（五）信息系统支撑

临床研究中心作为临床研究过程管理、技术支持和质量控制的核心部门，除配备专业技术人员以外，建立一站式或集成式的临床研究信息系统，对于提高项目管理效率与实施质量、促进临床研究的高质量开展具有重要意义。

第四节　临床研究体系建设实践案例

如图 1-14 所示，笔者机构在临床研究体系建设方面进行了一系列探索，包括但不限于：设立多中心临床研究项目；培养研究型医师；建立临床研究方法学支撑平台；加强临床研究能力培训等。近年来牵头主持了多项全国多中心前瞻性临床研究项目，在全国引领推动了临床医师开展临床科研，研究结果发表在 *New England Journal of Medicine*、*Lancet*、*Journal of the American Medical Association* 等顶级期刊上，取得了一系列瞩目成果。

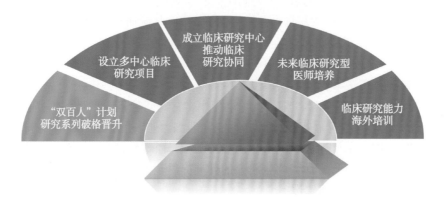

图 1-14　临床研究体系建设示意图

其中，临床研究方法学支撑平台的建设是提升整体临床研究能力的关键所在。通过借鉴美国 DCRI、德国临床试验协调中心、北京大学临床研究所等国内外领先的临床研究方法学支撑平台的建设经验，2017 年正式成立临床研究中心（clinical research institute，CRI），并联合医院的临床研究中心共同搭建了两层级临床研究中心支撑平台体系——MACRO，形成了我国首个临床研究支撑的立体构架（第二章），并着力建设完善临床研究方法学团队（第三章）和信息平台（第四章）。CRI 在技术服务、教育培训和临床研究管理学研究等方面均进行了探索，具体分述如下。

【技术服务】

1. 首创"临床研究咨询门诊平台"　通过方法学专家与临床医务人员一对一咨询，了解临床研究项目的难点，为临床医师答疑解惑，对合适的项目"收住院"进行辅导。

2. 为项目提供全流程技术支撑　服务范围覆盖临床研究的全流程（图 1-15），包括临床研究设计、数据管理、统计分析、生物信息等各个环节。

3. 为管理机构提供技术支撑　2018 年对 30 余家三甲医院临床研究项目实施过程进行质量评估，以及对国家备案的 275 项干细胞研究方案进行评估与分析，提出质量控制的关键要素，并参与国家卫生健康委主持的 10 余家医院 20 余项干细胞研究项目现场核查等。

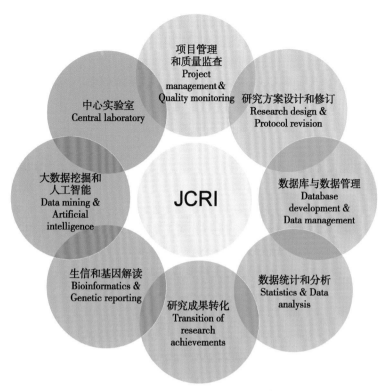

图 1-15　JCRI 提供的一站式技术支持和服务

JCRI. 上海交通大学医学院临床研究中心。

【教育培训】

1. 开设"临床研究方法学"课程　借鉴美国 NIH 模式，以提升临床研究能力为核心，构建临床研究专业人才全链条培养体系，形成本科—专业硕博士研究生—规范化培训一体化的临床研究人才培养链条。在临床医学的研究生中首开《临床研究方法学导论》，在传统的流行病学和统计学教学基础上，以培养未来的临床研究者为目标，以临床实践案例为切入点，统筹开设方法学课程。

2. 开设临床研究方法学培训班　开发和完善面向临床研究型医师、相关机构管理人员和方法学研究人员等的教育课程，承办国家继续教育课程，建立特色的临床研究及专职辅助人员的培训体系。根据培训对象的需求，在培训形式、培训内容等方面均进行了探索。

3. 建设临床研究方法学实践基地　为医院培育高级临床研究者提供平台学习临床研究体系建设和临床方法学知识，以及为数据管理和统计分析人才开设专项培训计划。

【临床研究的管理学研究】

笔者团队就临床研究方法学支撑体系建设、临床研究项目管理、临床研究设计、质量管理等方面进行了系列研究，具体分述如下：

1. 方法学支撑体系建设　包括探索建立支持 IIT 的临床研究方法学平台，建立信息平台，管理项目和人才培养，比较国内外研究者发起的临床研究管理模式等。

2. 新型研究设计考量　探讨国内临床试验方案常见问题，特别是当前临床科研的前沿领域，如分析干细胞临床研究方案设计问题、探讨人工智能研究设计问题等。

3．质量管理　包括探索风险识别在研究者发起的临床研究项目管理中的应用；探索构建 IIT 项目的质量评估指标和质量评估流程；提出干细胞非注册临床研究项目实施过程中"R（伦理合规）、S（科学性）、C（干细胞制剂）、P（执行进度）、Q（执行质量）"质量评估框架。

4．方法学学科建设　通过分析医院研究型医师临床研究能力与培训需求，从引导临床医师规范化开展临床科研入手，促进临床研究方法学学科的建设。

TIPS

1．IIT 是指研究人员主导发起或承担的临床研究，涉及药品、医疗器械、诊断试剂或新技术应用等。

2．建立临床研究体系，包括临床研究政策、管理制度、方法学支撑体系和临床研究网络建设等，对国家临床研究的发展有重要推动作用。我国临床研究体系的发展可以借鉴先进国家的经验，并充分考虑我国目前临床医学实践特点。

3．方法学支撑平台是推进高质量临床研究成果与临床研究创新的关键举措。

参 考 文 献

[1] 科技部. 关于印发《国家临床医学研究中心五年（2017—2021 年）发展规划》等 3 份文件的通知 [EB/OL].（2017-07-19）[2019-10-15]. http//www.most.gov.cn/mostinfo/xinxifenlei/fgzc/gfxwj/gfxwj2017/201709/t20170907_134799.htm.

[2] BAUER P. Multistage testing with adaptive designs[J]. Biometrie und Informatik in Medizin und Biologie，1989，20（4）：130-148.

[3] The Network for Excellence in Health Innovation. Real world evidence: a new era for health care innovation [EB/OL].（2015-09-22）[2021-10-15]. https://www.nehi-us.org/writable/publication_files/file/rwe_issue_brief_final.pdf.

[4] National institutes of health. NIH strategic plan for data science[EB/OL].（2018-0617）[2019-10-15]. https://datascience.nih.gov/sites/default/files/NIH_Strategic_Plan_for_Data_Science_Final_508.pdf.

[5] SUVARNA V. Investigator initiated trials（IITs）[J]. Perspect Clin Res，2012，3（4）：119-121.

[6] 中华人民共和国科学技术部.《2018 国家临床医学研究中心年度报告》完成内部发行 [EB/OL].（2019-09-27）[2020-05-20]. http://www.most.gov.cn/kjbgz/201909/t20190927_149009.html.

[7] 孙喆，谢丽，胡婷婷. 研究者发起的临床研究管理模式国内外比较与分析 [J]. 中国新药与临床杂志，2020，39（2）：83-87.

[8] 中国外商投资企业协会药品研制和开发行业委员会，中国药学会药物临床评价研究专业委员会，北京大学亚太经合组织监管科学卓越中心，等. 中国临床研究体系设计与实施的顶层设计思考 [J]. 中国新药杂志，2018，27（11）：1209-1215.

[9] 中华人民共和国国家卫生和计划生育委员会，国家食品药品监督管理总局，国家中医药管理局. 医疗卫生机构开展临床研究项目管理办法 [EB/OL].（2014-10-16）[2021-12-29]. http://www.nhc.gov.cn/cms-search/xxgk/getManuscriptXxgk.htm?id=9bd03858c3aa41ed8aed17467645fb68.

[10] 吉萍，沈如群，李会娟，等. 创建临床研究监管体系，保障临床研究的道德与科学质量——提高北京大学临床研究质量的探索 [J]. 中华医学科研管理杂志，2016，29（4）：317-320.

[11] 范瑞泉，张莉恒，叶儒菲，等. 加强临床研究的资助和管理，促进临床研究发展——从中山大学临床研

究 5010 计划项目谈起 [J]. 科技管理研究, 2011, 31 (22): 92-94.

[12] 朱建征, 朱丽君, 程莎妮, 等. 高峰高原建设目标下医学研究范式的调整——加强临床医学研究 [J]. 上海交通大学学报 (医学版), 2016, 36 (8): 1109-1114.

[13] 孙喆, 谢丽, 冯铁男, 等. 研究者发起的临床研究方法学支撑体系建设思考——以上海交通大学医学院临床研究中心 MACRO 建设为例 [J]. 中华医学科研管理杂志, 2019, 32 (6): 469-473.

临床研究方法学支撑体系建构

临床研究方法学支撑体系建构对支撑临床研究的开展起着重要作用，研究型医院可成立临床研究中心支持本单位临床科研人员的研究。同时，为发挥区域优势，依托各医院建设的临床研究中心可整合形成临床研究网络体系，有利于汇聚资源，取得高水平临床研究成果。

第一节　临床研究中心建设

临床研究方法学支撑体系建构中的临床研究中心（clinical research unit/institute/center，CRU/CRI/CRC，为区别于临床试验中术语，统称为CRU），是依托高校、医联体、医疗卫生机构等建立的以提供临床研究技术支撑为主的服务、管理、教育的学术性机构。医疗卫生机构成立的CRU，则可以进一步定义为：为院内研究者开展临床研究提供专业技术支持、实施规范化管理和统筹协调研究资源的专门服务性和指导性部门。

我国病种多样、受试者群体庞大、临床资源丰富的特点为临床研究的开展创造了良好的资源优势。临床医学研究是医疗技术向临床转化的关键一步，但目前我国医学科研界存在言必称"基因、分子、信号通路"等重基础研究轻临床研究的现象，有些以临床工作为主的医师纯做基础生物医学研究，科研工作时间与精力重点投入基于细胞或动物模型的基础实验工作，但发表的论文较少能够直接指导其临床诊疗工作，造成精力分散、研究目标不清晰，临床科研和诊疗"两张皮"。分析原因可能是：临床医师工作繁忙；对于临床问题的挖掘和整理缺少系统的临床科研培训；职称晋升评估体系与科研项目经费的资助导向等。

2012年统筹建立的国家临床医学研究中心重点围绕慢性非传染性疾病和常见多发疾病进行整体布局，实现主要疾病领域和临床专科的全覆盖、以医疗机构为主体建立协同网络为支撑。不同于国家临床医学研究中心，本书"临床研究中心（CRU）"特指依托高校、医联体或医疗机构等建立的方法学支撑平台，可支撑国家和地方临床医学研究中心建设、支持临床研究项目开展，目标是引领IIT的服务与管理。

综上，从高校、医联体和医疗卫生机构的角度，结合国外经验和国内支持政策，成立专职临床研究中心或管理部门承担工作是目前较优的方案。

一、临床研究中心建设现状与探索

我国临床研究支撑平台建设大致可以分为两个阶段。20世纪80年代起，国内一些医疗、研究机构及疾病控制中心设有流行病与统计室、病案室、循证医学中心等部室，可以开展临床相关数据分析，部室中的统计师、流行病学专家常利用业余时间为临床研究项目提供统计分析服务,不过并未形成系统化的临床研究支撑体系。进入 21 世纪,随着我国临床研究视野的不断扩展,依托医院或高校的临床研究中心也逐步开始建立(图 2-1)。较早成立的临床研究方法学支撑机构是北京大学临床研究所,它是定位于教学、科研、服务、培训组织协调和技术支持为一体的学术型临床研究机构(academic research organization,ARO)。笔者机构在 2017 年成立临床研究中心,并基于 IIT 探索构建了我国首个临床研究网络体系。

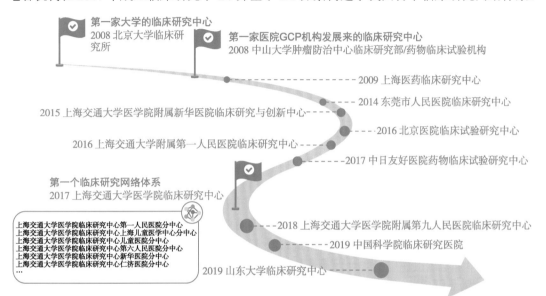

图 2-1　国内临床研究中心建设情况

二、临床研究中心建设目标与任务

CRU 的建设任务以为依托机构开展的临床研究项目提供技术支持和服务为基础,并可进一步拓展(图 2-2)。其中,技术支持服务包括但不限于项目管理和质量控制、方案设计、

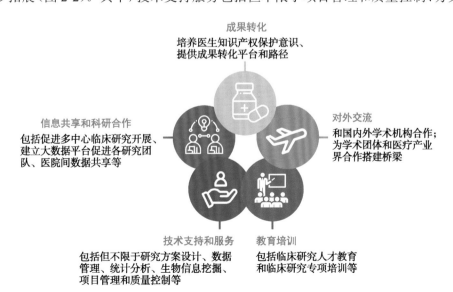

图 2-2　临床研究中心建设任务

数据管理、统计分析和生物信息挖掘等。在提供技术支撑和服务的基础上，临床研究中心可以组织全国专业领域的医师和各个学科科研人员，提供专业的临床研究技术支撑，开展临床科研的培训，以确保临床科研项目技术环节规范、支持临床科研项目的顺利推进。

三、临床研究中心建设实践原则

依托高校、医联体和医院等建立的临床研究中心应遵守以下几个原则：

（1）合法性：应遵守国家法律、法规、规章及行业相关公认制度和规范，支持临床研究顺利开展。

（2）科学性和规范性：CRU 需要制定相关工作章程、明确中心任务和目标，建立管理制度和标准操作规程（standard operating procedure，SOP）（可参考附录 2.1），以规范科学地进行临床研究服务、科研、培训、成果转化等工作，确保研究结果最终能够指导临床实践，并得到同行评议或临床研究期刊的认可。

（3）独立性：需搭建临床研究基本功能集约的技术模块与配套基础设施，确保临床研究项目数据可靠性和安全性。

（4）专业性：组建方法学团队，具备组织项目评审和评估、项目管理、研究设计与实施、统计分析与数据挖掘等服务功能；CRU 人员应通过知识、经验积累及教育培训不断提高自身技术服务能力，同时需跟进临床医学和方法学发展，确保为研究者团队提供专业的技术支撑。

（5）协作性：临床研究过程中与临床研究伦理委员会、学术委员会、药物临床试验机构、临床研究病房、生物样本库、中心实验室、数据与安全监察委员会（Data and Safety Monitoring Boards，DSMB）等相关机构协同工作，以保障临床研究按计划规范开展。加强与工业界合作，推进临床研究成果转化。

四、临床研究中心的建设内容

建设临床研究中心时首先考量顶层架构和中心属性，其次在此基础上逐步完善中心的功能与平台资源配置。

（一）顶层架构设计

作为以为临床研究项目提供技术支撑服务为主的机构，CRU 可完全独立或相对独立，在医疗卫生机构设立的中心可作为与医疗科室平行的单独科室 / 部门运行。管理架构上可参考高校科研院所或者医院科室架构，同时设立与药物临床试验机构、科研处、医务处、伦理委员会、信息部门等的沟通协调机制。

（二）中心属性

CRU 的属性主要可分为服务、管理和学术三种，其中对于临床研究项目的技术支撑，是 CRU 最主要的工作。临床研究的学科交叉特点及高质量与规范化管理，要求 CRU 具有对于临床研究项目进行组织、协调、质量控制的能力，也就是管理的属性。同时，科学、合规、专业的技术往往需要方法学专业的支持，专职人员需要不断提升自身能力以适应随医学技术高速发展层出不穷的新技术与新方法、不断拓展方法学应用，甚至算法理论创新。

对于中心属性的选择，可根据所在单位的属性和项目体量考虑。高校或医联体的 CRU 可考虑通过自身学术资源或教学的优势发展方法学学科；医院的 CRU 可考虑服务和管理的优势，以促进医院临床研究质量的提升为宗旨。

（三）功能与平台资源配置

CRU 基本技术功能模块包括项目管理、质量控制、方案设计、数据管理、统计分析和教育培训等，建设初期还需具备文档管理的能力。随着临床研究规模的扩大，可根据机构的需求集成但不限于伦理委员会、DSMB、药物临床试验机构、I 期 / 研究型病房、生物样本库、中心实验室等扩展功能模块，形成以服务临床科研为宗旨的综合型方法学支撑机构（图2-3）。医疗卫生机构内的 CRU，还需要履行"管理监督"和"统筹协调"的职责：协调科研部门、医务部门、信息部门、伦理委员会和药物临床试验机构办公室等相关部门，对所在医疗卫生机构开展的临床研究项目实施全流程统一管理，规范管理流程，保障临床研究项目科学有序进行，对于所在医疗卫生机构开展的研究者发起的临床研究承担主要管理职责；统筹协调所在医疗卫生机构临床研究资源，包括但不限于研究型病房、中心药房、信息化平台、生物样本库等临床研究基础设施；建立临床研究资源的申请、审批、使用、维护、记录等相关制度规范，对研究者开放使用，促进临床研究资源的有效利用、规范使用、集约共享。

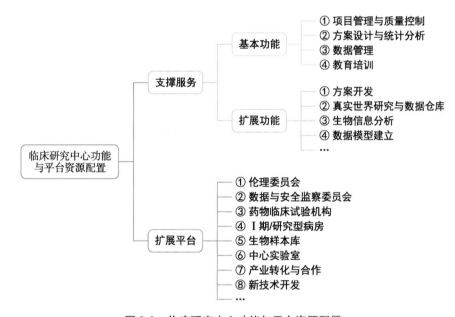

图 2-3　临床研究中心功能与平台资源配置

CRU 基本功能模块分选如下：

1. 项目管理与质量控制　项目管理具体工作内容可包括立项管理、进度管理、经费管理、质量管理、成果转化；临床研究项目全流程管理工作包括但不限于以上内容，同时还需经常与临床研究项目组间沟通交流，与企事业单位对接，提供咨询服务等。具体项目管理人员数量和具体职责可根据中心实际情况进行调整。

质量控制和质量保证是保障研究质量、及时纠偏的重要模块，质量控制部主要负责制订与更新项目质量控制 SOP 和相关的标准化模板；制订项目监查 / 稽查计划，实施项目监查 / 稽查，按照标准模板撰写监查 / 稽查报告；基于实际项目质量控制经验，整理素材提交教育培训部门等。由于需要对临床研究相关的活动和记录进行系统而独立的检查，建议独立设置办公室，且不得由其他部门人员兼任（参考第九章）。

2.方案设计与统计分析　方案设计和统计分析是临床研究中心支持模块,也是临床研究中心的核心技术模块。统计分析具体包括:制定标准化的数据分析流程,撰写相关的手册如统计分析计划书等;设计能够适应临床研发发展的相关设计方案、数据分析方法和撰写对应的计算代码,提供数据分析结果。

3.数据管理　数据管理是临床研究过程中的核心工作,具体内容包括建立和维护临床研究数据管理系统和随机系统、数据库构建及维护、数据核查等工作(参加第八章),必要时可协助 DSMB 监管 IIT 项目研究数据。

4.教育培训　教育培训部主要任务为制订与更新面向不同层级的临床医师团队的教育培训计划,建立不同层次的教育培训课程,组织与开展教育培训工作。如第一章提及的笔者单位在全国率先建立了临床研究"咨询门诊"模式,临床研究方法学专家对研究者临床研究问题进行诊断解答,既帮助研究者更好实施临床研究项目,又提升了医师临床研究能力(咨询门诊详见附录 SOP)。

第二节　临床研究网络体系建设

单一组织对于临床研究的支撑始终是有限的,多中心临床研究已成为主流,也是临床研究产生可靠结果的基石,所以如有条件可将各个机构的临床研究中心整合为多中心临床研究协同网络,将有利于协调开展多中心临床研究项目,统一各个中心的项目实施标准,从而提高临床研究的引领性。

一、临床研究网络体系建设目标

多中心临床研究体系以促进临床科研能力的提升为目标,主要体现在:第一,整合临床专科资源。牵头单位对于网络内医院专家资源、医疗资源有较强的整合能力,有利于增强医学专科的整体实力。第二,多学科交叉融合。临床研究开展需要多学科协同的支持,而高校/科研机构和医院的多学科交叉融合及同类资源的整合,正可以提供学术性的临床研究科研平台,为临床研究开展的全过程起到顶层规划与支撑的作用。医学与其他学科交叉融合也能够促进临床研究创新成果的产出,促进医疗产品的研究和开发。第三,推动临床研究规范化、标准化实施。充分利用医学院校的优势,医学院校承担着医学人才培养、医学教育、科学研究、社会服务等职责,临床研究专业人才的培养能够弥补当前临床科研人才、技术人才短缺的现状,储备临床研究人才资源。第四,能够有效加强与基础科研平台合作,推进国际交流合作、校企合作,进一步促成基础科研成果的临床转化应用、临床科研成果的产业化应用。

二、临床研究网络体系建设内容

自 2017 年以来,笔者机构积极探索临床医学研究体系建设,结合自身实际特点和需求,探索并建立了 MACRO。MACRO 是指以高校、医联体、研究型医院为核心,逐步纳入临床研究机构-临床研究分中心(clinical research branch, CRB)的多中心学术型临床研究网络体系,目标是形成多中心功能互补的协同支撑体系,以规范临床研究的开展并整体提升联盟内各医院的临床研究能力。

（一）MACRO 架构

MACRO 包括主中心和分中心层面两层级架构（图 2-4）。主中心层面注重构建临床研究方法学科顶层设计，建设功能全面的临床研究技术支撑大平台和科研平台，通过集约式标准化的模块范式，为分中心提供核心技术与规范化实施指导，提高建设效率；联盟内医院分中心层面，在主中心的总体框架下，以服务为主要任务，注重项目实施及过程管理，建设临床研究技术中心。

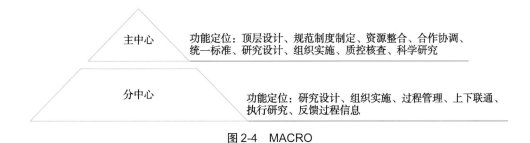

图 2-4 MACRO

MACRO 中两个层级的功能均以提升临床科研能力为目的，基础模块功能较为统一，但定位有一定侧重与区别：主中心层面以大型多中心项目的技术支撑服务为主，定位于建设规范化、标准化的功能模块，开展方法学的科学前沿，探索统一临床研究数据标准，实现互联互通，培养方法学科专业人才。分中心层面以本院临床研究项目为主要服务对象（表 2-1）。分中心也可在此基础上集成药物临床试验机构、伦理委员会、生物样本库等相关组织部门，形成以服务和提升医院临床研究能力为宗旨的管理机构。高校的主中心以教学、科研、学科建设为切入点，带动提升网络体系中人才培养质量、创新人才评价机制等工作。医联体

表 2-1 MACRO 建设定位与功能区别

单位	主中心	分中心
支撑定位	大型多中心临床研究项目为主	支持本医院临床研究项目为主
基本架构	项目管理、监查与稽查、方案设计、数据管理与信息技术、临床研究高级方法学、学位教育与培训国际合作	包含但不限于项目管理与监查、方案设计、数据管理与信息技术、生物统计、教育培训。可联合院内 I 期临床试验病房、生物样本库、伦理委员会等相关组织部门
方案设计	侧重于方法学模型、理论研究，复杂方案、创新型项目为主的方案设计考量	流行病学、生物统计学等为基础的应用型临床研究方法学为主
质量控制	项目监管、质量评估	质控实施、监查
数据管理	通用标准操作流程构建；综合大型共享数据库互联互通建设与管理	临床特色专病操作流程的补充构建；研究型数据库建设与管理
人才培养与队伍建设	系统的学历教育与规范化培养体系建设；建立临床研究进修、实践基地；研究型专职人才队伍培养为主；探索方法学人才系列的晋升和评价体系；提升方法学技术内涵与研究能力	继续教育培训为主；开设方法学专家咨询门诊联合工作室；应用型专职人才队伍建设为主；纳入 MACRO 统一的评价体系；提升方法学临床应用与执行能力、研究执行力

的主中心侧重于临床研究数据的整合，大型多中心项目的合力打造，制定疾病诊疗标准和规范，推进指南修订等。

（二）MACRO 的构建范式

主要从建设范式、两个层级的建设工作内容和内部资源共享三个方面阐述。

1. 建设范式　主中心纳入分中心形成体系网络的工作形式，可以是集中统一纳入分中心或者逐步根据合作进度纳入。集中纳入建设分中心优势是可以在短时间建起体量较大的网络体系。在此体系中，主中心应具备完整的构架、完善的平台功能、成熟的建设经验，以及较为稳定有力的技术团队为各家分中心建设提供支持。同时，分中心所在的单位应成立临床研究中心，注重主中心、分中心协同发展，强强联合，取长补短。采取逐步纳入分中心构建的方式，短时间内很难实现临床研究网络的构筑，但适合处于建设期或快速成长的主中心。主中心和分中心双方可在协商的基础上明确建设目的、目标，成熟一个，发展一个，纳入一个，形成分中心的稳定功能特点，逐步建设较为稳定的临床研究网络体系。

双方原有隶属保持不变，分中心行政隶属于所在医院/机构，分中心架构核心为临床研究部，可根据医院/机构特点集成药物临床试验机构、Ⅰ期临床试验病房、生物样本库等平台，支持临床科研工作。双方可通过签署协议的形式约定合作内容。主中心可作为分中心的上级业务统筹和技术指导部门，支持、协助、指导分中心机构框架、基础设施等的建设，推动其有效运行并纳入临床研究网络；分中心可通过设立研究项目、向主中心相关人员提供保障措施等方式实现两层级间的互动交流。

2. 两个层级的建设工作内容　主中心为分中心的建设发展和管理提供指导，并应提供临床研究技术规范、标准与培训等建设支持。分中心设置的项目在合作框架下与主中心共同开展研究，共享成果，同时在人、财、物方面为主中心提供相应的保障措施和激励。

（1）临床研究技术平台构建：建设涵盖临床研究过程的技术条件基础设施，包括临床研究数据库、中央随机系统、生物样本库管理系统等。主中心在建设实施过程中提供技术指导及技术标准体系，保证基础设施满足高质量的多中心临床研究需要。双方共同支持一批多中心临床研究项目，主中心为双方合作项目提供技术服务与指导。

（2）分中心人才队伍业务能力提升：主中心对于分中心工作人员在临床研究项目管理、数据管理、质量控制、统计分析、生物信息学等方面业务进行培训指导及合作交流，建设规范化的业务 SOP，协助业务符合国际、国内临床研究规范，增强对高质量临床研究的支持能力。

（3）教育培训提升临床科研能力：主中心牵头针对临床医师开展系统知识普及与项目研究相结合的分类、分层临床研究能力培训计划，全面提升临床医师开展临床研究的意识、理念和能力。

（4）基于分中心建设优势，双方合作开展基于临床研究全流程管理、共享机制、标准研究等科学研究工作，提供保障机制。

3. 内部资源共享　内部资源共享是 MACRO 中最鲜明的优势。

（1）平台建设标准共享：共建开始阶段，主中心共享标准化的临床研究平台建设技术基础，如医学数据格式和编码、病例报告表（case report form，CRF）标准化模块、系统管理 SOP、不良反应标准化等；在分中心基本完成构建后根据分中心平台特点，总结形成特色平台标准建设流程，纳入 MACRO 内部共享。

（2）人才资源形成人员合理柔性流动机制：主中心统计师可以通过双聘模式与分中心签订协议，规定岗位责任与工作方式，定期到分中心开展项目咨询和带教工作，在分中心建设初期弥补人员数量和经验不足。

（3）搭建标准互通的临床数据管理平台：可纳入网络内各中心临床研究项目数据，制订数据安全标准及共享规则，可根据贡献程度设置访问权限，同时支持青年临床科研人员根据现有数据发现临床问题，开展 IIT 研究。

（4）机制体制上的创新与分享，营造更适合临床研究发展的环境。例如网络内部合作发布多中心项目，对于经费管理可以根据临床研究特点，在合法合规的情况下，增加人员经费的使用和标准，成熟的机制体制可逐步在更高的平台共享和应用。

第三节　MACRO 联合临床研究咨询门诊建设实践案例

笔者团队在实践中考虑到临床医师对临床研究"束手无策"的困境，在全国率先建立"临床研究咨询平台"，模拟医师门诊的形式，组织平台专家和临床医师面对面讨论项目的难点、方法学及执行中的解决对策，旨在为临床医师提供个性化技术支持。

【咨询门诊流程】

如图 2-5 所示，临床研究咨询门诊流程包括预约、初诊（咨询门诊安排）和诊断（面授）等环节，根据咨询反馈，可能的咨询结果有三种：解决、住院（深度合作）或者二次就诊。

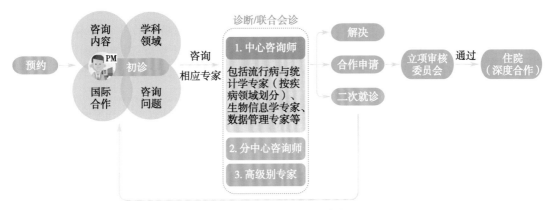

图 2-5　临床研究咨询门诊流程

具体阐述如下：

1. 咨询预约　临床医师可通过通讯软件（如邮箱、微信公众号）等方式预约咨询门诊，注明咨询具体问题、咨询内容（包括研究设计、数据库搭建、数据管理、统计分析、生物信息分析、结果解读、质量控制、成果整理等）、疾病领域、所在单位等信息。

2. 初诊　项目经理收到信息后，首先根据咨询人单位所在地决定咨询形式（线下或线上），然后根据咨询问题的难易程度和疾病领域确定适合的咨询专家。

3. 诊断　笔者机构咨询一般是一位专家对应项目组成员，可以根据咨询人需求进行联合会诊。咨询结束时，就咨询人的反馈确定是否需要再次就诊，复诊的临床医师需再次进行预约。有合作意向的"收住院"处理,签订合作协议。咨询时,记录员记录咨询问题和解答方案。

4. 联合会诊 联合会诊可以是多位专家一起会诊,也可以采取专家下沉到附属医院分中心的形式,必要时机构专家和海外专家联合咨询。

5. 复盘学习 整理咨询记录,CRU 人员就典型的咨询问题进行复盘讨论。

【咨询门诊特色】

笔者单位开设咨询门诊时,不仅单纯考量为研究者解决项目中的"疑难杂症",还关注以下几点:

1. 新进人员培训 让新进人员以"记录员"的身份参与咨询门诊,能更好地使其理解临床研究,学习临床研究方法学相关知识。

2. 临床研究网络体系内部资源互享 笔者机构流行病与统计学专家下沉到分中心进行咨询门诊,既能帮助附属医院分中心解决建设初期人员不足的问题,还能起到培训分中心人员的作用,加强主中心与附属医院分中心交流;聘请国内外临床研究领域著名专家进行联合会诊,不仅能够帮助研究者更好地解决项目中的问题,还能提高平台团队成员的国际视野。

3. 发掘可深度合作项目 签订"住院"合作协议,将研究团队和方法学团队真正融合起来,有助于方法学团队成员随时对项目进行指导,推动高质量研究。

TIPS

1. CRU 是以提供临床研究方法学支撑为主要目的的服务、学术、管理机构。

2. 临床研究中心的建设需满足依托机构开展的临床研究项目的基本技术支持要求。基本功能包括项目管理与质量控制、数据管理、方案设计与统计分析、教育培训。根据依托机构的具体情况,可包括但不限于药物临床试验机构、I 期临床试验病房、伦理委员会、生物样本库、中心实验室等扩展功能模块。

3. MACRO 是指以高校、医联体、研究型医院为核心,逐步纳入临床研究机构 - 临床研究分中心的多中心学术型临床研究网络体系。

4. MACRO 包括主中心和分中心层面两层级架构。主中心层面注重构建临床研究方法学科顶层设计,为分中心提供核心技术与规范化实施指导,提高建设效率;分中心层面,注重项目实施及过程管理,建设成为临床研究服务管理中心。

5. 本章相关 SOP 模板 模板 2.1 制定 SOP 的 SOP;模板 2.2 咨询门诊 SOP;模板 2.3 临床研究中心合作项目管理 SOP。

参 考 文 献

[1] 冯铁男,李磊,张维拓. 临床医生如何开展临床科研的探讨 [J]. 医学与哲学,2016,37(10):18-20.

[2] 科技部. 关于印发《国家临床医学研究中心五年(2017—2021 年)发展规划》等 3 份文件的通知 [EB/OL]. (2017-07-19)[2020-05-22]. http://www.most.gov.cn/mostinfo/xinxifenlei/fgzc/gfxwj/gfxwj2017/201709/t20170907_134799.htm.

[3] 中国外商投资企业协会药品研制和开发行业委员会,中国药学会药物临床评价研究专业委员会,北京大学亚太经济组织监管科学卓越中心,等. 中国临床研究体系设计与实施的顶层设计思考 [J]. 中国新

药杂志，2018，27（11）：1209-1215.

[4] 孙喆，谢丽，胡婷婷，等. 研究者发起的临床研究管理模式国内外比较与分析 [J]. 中国新药与临床杂志，2020，39（2）：83-87.

[5] 孙喆，谢丽，冯铁男，等. 研究者发起的临床研究方法学支撑体系建设思考——以上海交通大学医学院临床研究中心 MACRO 建设为例 [J]. 中华医学科研管理杂志，2019，32（6）：469-473.

| 第三章 |

临床研究中心团队建设

团队是由基层和管理层人员组成的一个共同体,它合理利用每一个成员的知识和技能协同工作,解决问题,达到共同的目标。临床研究人才队伍建设对我国临床研究的发展起着决定性作用。当前我国临床研究人才队伍仍处在初期建设阶段,与部分临床研究领域领先国家相比尚不健全。临床研究团队建设是亟需探索的重要课题,本章将就临床研究团队建设需求、国内外建设现状、人员构成、职责和团队管理等方面进行阐述。

第一节 国内外临床研究方法学团队建设现状

临床研究团队人员配置可能直接影响研究成败,结构合理的临床研究团队能够确保临床研究结果的可靠性、真实性、科学性和实施效率。不同岗位的研究人员在团队合作中发挥不同的作用,临床专业的科研人员能够发现临床问题并将其转化为科研问题;方法学专业人员则是临床研究支撑团队的重要组成,能够指导和协助临床专业的科研人员开展临床研究相关工作,提升临床研究质量和效率,减少临床科研资源的浪费。本节分别介绍 IST 和 IIT 团队建设现状。

一、IST临床研究团队建设现状

由企业发起、主导完成的临床研究(industry sponsored trial, IST)项目经过长期发展,角色配置比较成熟。除了临床研究医师,药企在产品研发、生产技术、销售、临床研究注册等部门之外,还会组建一个多元化的临床研究部门,包括隶属于生物统计部门的统计师(statistician)、数据管理部门的数据管理专员(data manager, DM)、医学部门的医学撰写专员、临床研究运营部门的项目经理(project manager, PM)和临床研究监查员(clinical research associate, CRA)、药物安全警戒部门的药物安全/警戒专员(pharmacovigiliance, PV)专员等。通常,为了协助临床研究医师做好研究质量管理工作,药企还会聘用临床研究协调员(clinical research coordinator, CRC)驻点在医院。临床研究部门人员还有可能需要与药品注册专员(registration associate, RA)、医学联络员(medical science liaison, MSL)、信息技术人员等协同工作(图 3-1)。

1. 统计师 制订统计分析计划,负责研究方案中统计分析相关部分,包括研究假设、分析方法、主次变量、样本量计算等。协助数据管理,包括在建库阶段提出建议和审核数据核查等工作。在研究团队交流过程中提供统计学支持,包括内部会议、外部的合作方或监管部门的交流会议等。实施统计分析、算法编程、结果呈现与解释、图表生成和参与报告撰写

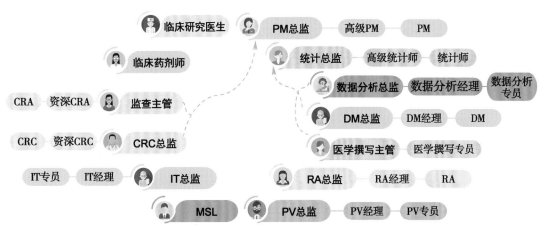

图 3-1　IST 临床研究团队构成

PM. 项目经理；DM. 数据管理员；RA. 注册专员；PV. 药物警戒；MSL. 医学联络员；IT. 信息技术；CRC. 研究协调员；CRA. 临床研究监查员。

等。一个研究中的统计师与数据分析师、数据管理员保持密切的联系，以保证研究数据的高效而准确的整合。

2. 数据分析师　IST 中研究结果分析呈现的实际编程人员，遵循统计师指定的计划对数据进行分析，并对数据管理员提交的数据进行进一步核查，过程中需要保证数据满足行业标准并记录全部过程，这项工作需要较高的技术能力，一些药企会将这部分工作外包给合同研究组织（CRO），而另一部分企业则内设分析编程部门专门负责这一步骤。

3. DM 专员　依照方案参与设计 CRF、建立数据库、对数据标准进行管理、建立和测试逻辑检验程序。数据录入数据库后，利用逻辑检验程序检查数据的有效性、一致性、缺失和正常值范围等。数据管理员会参加临床研究者会议，及时为研究团队提出改善与提高数据质量的有效措施。

4. 医学撰写专员　负责或协助撰写临床研究方案、CRF、知情同意书、研究者手册、综述、总结报告、产品资料、申报资料等。

5. PV 专员　及时接收、审查和处理安全性报告，处理各类不良反应或事件信息，录入部分安全性数据、随访跟踪和向有关部门递交报告。

6. RA　药品的注册资料准备、编写及审核等工作，确保符合药政当局的法规要求。跟踪项目研发、审评及审批进度，根据注册当局的审核意见，组织编写、递交补充 / 更新材料。

7. PM　对所负责的临床研究项目进行管理，督导按时完成临床试验的启动、执行及收尾工作，并及时与监查员进行沟通和协调。

8. CRC　临床研究的一线工作人员，对试验的质量起到把关的作用，是研究者与受试者之间的纽带、临床试验的管理者，负责临床实践、试验管理、受试者的保护与管理、数据的及时录入、不良事件的记录与跟踪等工作，在临床研究项目运行中起到总体协调、管理的作用。

9. CRA　具有临床医学、药学等专业方面的知识，具备较强的对外沟通协调能力和语言表达能力。职责是在临床研究期间保障受试者权益与研究记录的准确、完整，保证研究操作遵循方案与相关法规，主要在研究期间定期对项目研究中心进行监查访视。

10. IT 专员　负责信息系统的维护、信息平台的搭建等。这些人员虽然不直接划分到研究团队中，但属于公司资源，可以随时为研究提供技术支持。

二、IIT 临床研究团队建设现状

由于 IIT 与 IST 的不同，且考虑到国情的差异，不同国家 IIT 临床研究团队的组成、规模均存在一定的差异，本部分主要介绍杜克大学临床研究团队和我国 IIT 临床研究团队建设情况。

（一）国外临床研究中心团队建设现状

以美国为代表的国家临床研究团队建设已较成熟，且美国较重视基础 - 临床 - 企业的转化及专业人才队伍的培养与建设，其中，杜克大学具有代表性。DCRI 的团队人员专业构成丰富，学科交叉程度高。专职工作研究人员达 1 300 余名专职工作研究人员，专业背景囊括了 200 个不同的专业，除临床医学外，还有生物统计学、生物学、卫生经济学、护理学、临床药学、数学、计算机等。团队人员储备充足，包括了临床医学专业人员、统计分析人员、生物信息技术人员、专职辅助人员及管理人员。

DCRI 的组织结构分为临床研究部门和技术部门两大类（图 3-2）。DCRI 技术部门包含了生物统计与生物信息、卫生服务研究、IT、政府项目、商业项目、研究执行、监查、患者招募与管理、安全警戒、影像、人事、财务、法务与审计等部门，形成了密集而又完整的支撑网络。技术部门的主要职责是负责早期临床研究的开展、方案设计、研究的全流程服务支持、健康服务研究、成果和数据分析、教育培训等。

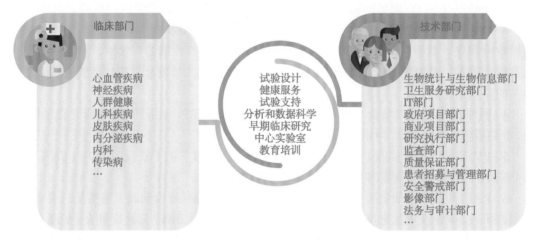

临床部门

心血管疾病
神经疾病
人群健康
儿科疾病
皮肤疾病
内分泌疾病
内科
传染病
……

试验设计
健康服务
试验支持
分析和数据科学
早期临床研究
中心实验室
教育培训

技术部门

生物统计与生物信息部门
卫生服务研究部门
IT 部门
政府项目部门
商业项目部门
研究执行部门
监查部门
质量保证部门
患者招募与管理部门
安全警戒部门
影像部门
法务与审计部门
……

图 3-2　DCRI 团队组织架构

（二）国内 IIT 临床研究团队现状与挑战

如前文所说，临床研究团队分为临床医学领域的科研人员和方法学团队，本部分阐述此两类人员的现状。

1. 临床科研团队建设现状与挑战　IIT 项目临床科研团队主要是由医院科室医务人员构成。IIT 项目区别于注册类项目的团队构成和分工，这可能导致 IIT 在执行方面产生问题，具体体现在以下方面：①研究团队成员在研究中存在兼任不同角色的情况，可能会引起随机化盲底泄露问题。②随访医师缺少绩效激励、专业的培训等，可能致使相关人员在执行过程中缺乏主动性、访视流程衔接不顺畅等，这些可能降低受试者依从性，导致失访严重。③缺少专职的技术、监管人员。项目中数据采集、录入等工作常由年轻医师或研究生承担，即使由外聘人员负责，但也因缺少相关的监管制度，数据的质量难以保证。一般情况下，IIT项目运行中少有角色和职责类似注册类项目中CRA的人员，主要原因在于课题组对于CRA的价值理解不够全面或缺少资金支持。虽然部分医院存在IIT质控部门，但由于项目数量过多，无法达到注册类项目原始资料核查（source document verification，SDV）的频率。④团队成员无培训、考核、准入机制，在实施中项目组能指派执行临床研究的人员非常有限。由于主观的可支配与信任，以及客观上有资质的人手不足，可能会让能力不匹配的人参与项目，导致项目执行质量下降。

与此同时，该模式下的团队成员均面临着不同的压力和瓶颈，这些也制约着临床研究的发展，主要从项目负责人、助理研究者、研究生和外聘人员多个维度讲述。

（1）项目负责人：即主要研究者（principal investigator，PI），一般为科室具有高级职称的医师或研究人员，普遍具有比较丰富的临床诊疗经验，在专业领域具有一定的权威性。然而，受限于科学思维的培训和基于临床经验的幸存者偏误，有可能无法精准凝练临床问题成为创新的临床科学问题，同时因团队成员专业领域内的知识储备不及PI，无法对项目的设计形成有效的建议和修正，这些即成为项目失败的风险。

（2）助理研究者：助理研究者（sub-investigator，Sub-I）即PI的主要助手，是研究团队中的核心工作人员，可以是高年资主治或副主任医师，与PI共同承担项目，但因其有自己的研究方向或科研项目，并非完全依附于PI。同时，Sub-I常由于对岗位角色和职责缺乏认识，而在研究中做一些重复性的工作，未能承担PM的职责——协调、推进、管理项目。当前，临床研究团队往往由于缺乏具备岗位能力的Sub-I而导致效率低下、成果产出甚微。

（3）研究生：IIT项目中，PI往往会让研究生承担数据管理、受试者管理等工作，但由于研究生的临床知识相对匮乏，不足以深刻理解研究疾病、方案和SOP，进而导致与受试者沟通时不容易获得充分信任。基于文章产出的研究生评价体系，研究生的积极性很难被调动。此外，科研型的研究生在导师的要求下仍需要在基础科研上有探索和可预期的稳定学术产出，一旦基础研究和临床研究的时间节点发生冲突，研究生往往会侧重于完成产出及收益较稳定的基础实验。最后，研究生的学期期限较为固定和有限，不可避免面临人员更替和任务改变的情况，且出于各方面的原因，很少能够做好交接工作。

（4）外聘人员：在经费有限的情况下，以单一课题组招聘，很难聘用到与工作内容背景吻合的理想人员。同时，医院、科室或者PI会从科研投入和产出的角度对外聘人员进行评价，而外聘人员多从事事务性工作，较难产出科研成果，同时外聘人员通常比较注重经济报酬，因此常会造成主雇双方都不满意的情况。在这样的背景下，课题组会倾向于从零培养外聘人员以胜任岗位，但同样存在一系列问题，例如课题组缺乏CRC的培养经验、人员成长空间不足、方向不明确。此外，课题组也面临着人才流失的问题，培养成本高，跳槽成本低，可能降低外聘人员的工作稳定性。

2. 临床研究方法学团队人员建设现状与挑战　临床研究方法学团队涉及方案设计、项目管理与执行、临床数据管理、分析和报告各个阶段，是保障临床研究质量的关键角色。目前主要面临的现状是：方法学专业人员总数少、专业结构不完善，岗位职责定位不清晰，专职化程度不足，尚未形成规范化培训、执业资格体系，聘任的晋升通道受限。

（1）人员总数少、专业结构不完善：从来源看，我国方法学团队主要来自学术型研究组织及商业型的现场管理组织（site management organization，SMO），前者包括高校、医院成立临床研究机构/中心，对于临床研究项目进行服务、管理，并承担相关科研工作；后者出现之初主要支撑药物/医疗器械临床研究的实施工作，目前也逐渐在临床研究项目上发挥作用。在国外，研究型医院能设置专门临床研究办公室，配置完整的研究、方法学团队，如美国麻省总医院有科研人员6 000余人，其中包括1 500多名临床科学家及3 600多名研究支持人员。研究型大学层面成立临床研究机构组织、协助开展临床科研工作，如第一节中所述DCRI，技术人员已有一定规模，可承担对应的临床研究任务。2015年我国第三方研究支持组织拥有CRC约8 000人，同期中国临床试验注册中心平台注册总数超过1.5万项，而到2018年10月数量已经突破2.5万项，人员存量与实际需求数可能仍有差距。

（2）对于方法学专业队伍的岗位和职能认定上仍不清晰：在对方法学人员的岗位和职能的认定上，没有明确依据确定方法学人员岗位归类。以目前工作的开展情况来看，方法学团队的工作职责较广，CRC是涉及管理、协调、护理等的综合性岗位；统计分析人员除承担项目支持外，还有科研和教学任务；数据管理人员更偏向于专职服务与数据管理的工作，不能简单以教师/研究人员或基础实验人员的技术层面来评估。此外，临床科研团队的组成缺乏长期性和稳定性，专职化程度不够。例如临床科研实践中，医师承担研究者工作；Sub-I大多以PI为培养目标，岗位职责不清晰，缺乏PM职责；CRC的工作多由科室护士兼职承担，但科室护士的临床诊疗、护理工作强度高，使其往往不能全身心投入。高校专业教师的主要本职工作是医学教学和科学研究，受课题组委托兼职承担研究方案的设计指导工作，多以临时性的统计学咨询形式参与研究，对于高质量临床研究的帮助有限。

（3）规范化培训、执业资格体系尚未形成：目前对方法学团队的教育以学历后短期培训班为主，高校主要培养临床医师和专职临床科研人才。临床研究培训的途径有多种，高校、医院举办相关内容的讲座启发临床科研思维，或与国外知名大学合作，开展临床科研技能培训工作，但大多针对临床研究设计思路与方法、临床研究中的伦理问题等一个或几个部分，尚未形成成熟、完整、系统的培训体系。对于专职辅助人员，培训时间和频率各异，国内部分组织机构和SMO公司参考国外培训体系开设培训班、制定发布CRC行业指南，提出了专项培训和执业标准，但其他类型辅助人员职业体系、等级标准等仍缺乏指南性文件。不少医院也对CRC/研究护士的培训形式和内容进行了实践探索，但大多数人员仍没有接受过专业化训练。

（4）聘用晋升通道受限：职称制度是以职务和单位特定人力资本为基础的公共部门用人评价制度，覆盖人群是专业技术人才。目前临床研究的专职辅助人员较难适应高校、医院职称评价体系。主要原因在于：第一，在学术资历要求上较难满足博士学位，需通过人才代理合同制聘任，职称等级多停留在初级和中级。第二，人员专业学科与医学、管理、行政、生物学人才差距较大，缺少规范性晋升职称序列，大多数仍以所在科室卫生技术职称聘用，在晋升高级职称时较难达到本序列申请要求，同行评价难度较大。医院中已有研究护士挂靠护理系列进行职称晋升中级的案例，但后续晋升之路仍需探索。第三，在科研业绩方面，由于临床科研团队中贡献体现在临床科研设计、实施、随访、数据录入、统计分析等某一具体方面，依据贡献，较难作为第一作者或通讯作者署名，在科研项目方面，国家级临床医学研究课题资助专项较少，专职辅助人员参与国家自然科学基金申请的竞争力不强。

第二节　临床研究中心团队建设原则

临床研究中心团队以方法学专业人员为核心，目标是提供专业临床研究服务、支撑临床研究全过程的开展、提升临床研究质量及临床科研能力。建议在临床研究中心团队建设时根据中心的平台功能、服务能级等因素来具体确定，并参考下列原则：

1. 注重人员队伍的质量，确保专业性、规模集约化　根据一个组织的任务，无论是医院还是高校，大多将医疗或教学、专职科研人才作为核心人员配置。这也就要求在很多情况下，临床研究中心人员配置要精简，不能完全满足单一功能和单一岗位的对应，更多的可以有侧重点的"一专多能"，参照 IST 进行相应的岗位设置，确保团队专业化。

2. 注重大型多中心、国际多中心项目的胜任力培养　针对管理机构所承担特别是牵头的疑难病症项目、大型多中心项目，人员配置需符合整体水平与要求，多积累相关项目案例和实践，培养项目承担的能力。临床研究项目设计与执行过程中，往往需要多部门共同协调，特别是需要与临床科研团队建立并保持稳定的密切协作关系，对团队内部与外部的沟通能力要求也较高。

3. 注重人才的梯队建设　一个机构发展到一定阶段，人才可能成为发展的重要瓶颈，因此及时做好人才储备才能有效避免临床研究专职人才相对短缺等问题。对于目前现有的人才池，除加大人才引进的力度外，还应注重"本土培育"，特别是专职技术人才的培养，为人才提供较好的发展平台。

4. 注重技术人员分级培养及职业规划　临床研究团队与临床科室相比，最鲜明的特点就是学科多样性，除流行病学和统计学等专业的方法学研究人员之外，可依岗设编，纳入计算机、信息技术、伦理、管理、财务等背景的人员。而学科背景及工作技术性为主的差异决定了他们并不能以诊疗指标、承担科研项目、发表学术论文的形式进行量化评价指标和职业规划，需分类管理。

第三节　临床研究中心团队建设内容

临床研究中心团队建设的核心是确定人员构成和人员职责。本小节分别阐述临床医师为主的临床科研团队人员和临床研究中心人员的组成和职责。

一、临床科研团队人员组成和职责

临床科研团队常由 PI、Sub-I 和研究生等组成。临床科研人员的主要工作是根据临床工作开展科研和从事医学研究，负责研究项目的实施，把握整个学科的研究方向与研究领域。在进行常规诊疗的同时能够把临床问题转化为科学问题，拥有鉴定研究切入点、撰写研究方案、获取研究经费、实施研究方案、交流与发表研究结果的能力。依照角色具体分述如下：

（1）PI：与前文临床科研团队建设现状描述一致，IIT 项目 PI 可组织临床医师、研究生等组成临床研究团队。PI 为科研团队核心组织者，PI 不仅负责 IIT 研究中研究方案的构想与设计，还需要承担 IST 项目中申办方的职责，例如研究团队的构建与管理、研究质量管控等工作。

（2）Sub-I：作为研究团队的"执行负责人"，通常情况下，需要有较强专业背景，同时既要熟悉临床诊疗又要对临床研究有一定了解，能够组织、协调和推进项目。Sub-I 不仅要有能力、有资质协调项目组人员，还需要与其他合作科室、医院伦理委员会、科研处和临床研究中心等管理部门、合作单位沟通协调。对于多中心临床研究项目，还需要有能力与分中心的研究人员对接、管理和推动分中心项目进展，以达成项目的期望目标。

（3）研究护士（clinical research nurse，CRN）：在医疗卫生机构中从事临床研究的护士，是专业护理的特殊实践，重点关注保持研究受试者的护理和精确实施研究方案的平衡。

（4）临床医学生：常在 IIT 项目中负责数据录入等事务性工作，但是由于学生缺乏培训等原因，较难保证数据录入的准确性和及时性。鉴于此，建议医师开展临床研究时，应充分借助医院信息平台实现数据的抓取（详见第四章），有条件的科研团队还可以外聘 CRC、与专业的临床研究方法学团队合作。

二、临床研究中心人员组成和职责

考虑到 IIT 项目的特点，临床研究中心可设置"流行病与统计学专员"一职，该人员可承担指导临床研究方案设计、统计计划制订、统计分析等工作。此外，临床研究中心人员组成和中心的功能应一一对应，最小人员构成尽量满足临床研究中心最基本功能：流行病与统计学专员 1 名，数据管理员 1 名，同时需要有具体人员承担项目管理与质量控制工作。随着中心发展，人员规模可进一步扩大，还可根据实际情况变更设置相关岗位，如纳入专职的质量控制人员 /CRA、CRC、生物信息分析员、信息技术人员等。岗位职责如图 3-3 所示，具体分述如下。

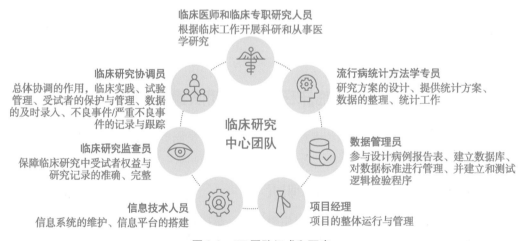

图 3-3　IIT 团队组成和职责

1. 流行病与统计学专员　能够承担 IST 项目中统计师、数据分析专员、医学撰写专员等的工作，需具备统计学和流行病学专业知识，主要职责包括开展临床研究方法学研究和辅助指导临床专业科研人员开展研究。IIT 中流行病与统计学专员具有"一专多能"的特点，需要贯穿整个研究。特别是在研究设计阶段，不但要负责保证方案中的统计学部分科学、可行，还要把数据管理、研究管理和质量控制的实际需求预先纳入设计细节中，熟悉临床研究相关的法规政策,与临床科研团队、质量控制人员/CRA、数据管理员等保持沟通,为研究的顺利进行保驾护航。

2. PM 职责类似 IST 项目中 PM,建议具备临床医学相关背景,具备管理学专业背景知识,拥有较丰富的临床研究项目管理经验;擅于沟通,具有良好的沟通能力、领导力与执行力。上海交通大学医学院临床研究中心的 PM 主要负责带领团队开展临床研究项目的全流程管理与质量控制工作;负责与 PI、企业及方法学团队成员的沟通,特别是与科研团队中的 Sub-I 保持良好协作与密切沟通,保障项目顺利开展;同时确保临床研究项目的进度、时间、质量和预算执行达到合作方的要求。项目经理在 IIT 中主要负责项目的全流程管理工作,会不定期对临床研究项目进行质量评估,辅助研究团队进行临床转化研究等工作。医疗机构 CRU 往往在建设初期不设置该岗位,或者由科研管理者直接履职。随着院内临床研究项目数量体量不断扩大,CRU 与项目组的沟通联络需要,对于 PM 的岗位胜任力提出更高的挑战。

3. DM 职责类似 IST 项目中 DM,具有医学、药学、医学统计学或其他临床研究相关背景,拥有 SAS/R 编程经验,能够撰写数据管理计划、参照病例报告表的设计建立电子试验数据库,建库过程中能够对研究方案提出数据管理角度的修改建议;在项目执行阶段按照计划定期执行数据管理和核查、核查结束后编写数据核查报告、并对数据相关文件进行归档。总的说来,DM 是数据质量的重要关口,一方面在设计数据库时编写核查逻辑,使得项目人员在录入数据时电子数据采集(electronic data capture,EDC)能够即时自动检查数据异常和逻辑关系;另一方面 DM 按照计划定期审核录入电子系统的数据,并对发现的潜在问题提出数据质疑。CRU 建设初期,负责 IIT 项目的 DM 常常由统计师兼任,随着医院数字化转型,数据驱动的临床科研越来越广泛,DM 与统计师将逐步各司其职,专岗专职。

4. CRC 职责和 IST 项目 CRC 基本一致,是临床研究中重要的执行者,协助研究者进行受试者的筛选和入选排除、获得受试者签署的知情同意书,执行方案,协助研究者进行数据收集、随访等。CRC 一般由通过 GCP 考核、有一定临床研究相关知识的临床医师或者护士担任,也有来自公司或临床研究中心的全职 CRC。一位合格的 CRC 是高质量临床研究的保障,需要具有一定的临床研究方法学知识,擅于发现并分析受试者筛选和入组过程中的问题,如通过向 PI 提出建议的方式加快入组进度。

5. CRA/质量控制人员 工作职责和 IST 项目 CRA 类似,主要负责研究质量控制,主要任务是检查和报告试验的进行情况,并核实数据。质量控制人员/团队通常会在研究的准备阶段就参与进来,与 PI 和统计师探讨质量控制的标准、流程、SOP 等,这些将作为方案的一部分上报伦理审批。一般 IIT 项目的 CRA 由负责管理的机构派遣,是代表管理机构对项目进行质量控制的人员。有些项目 PI 也会选择创建一个相对独立的质量控制团队以确保研究按照计划执行。由于 IIT 项目的研究类型复杂并具有多样性,CRA/质量控制人员应更多地关注与理解研究方案,制定个性化的质控计划。

此外,CRU 可以根据业务开展需要聘请相关技术服务人员或团队,包括临床研究方法学和临床疾病方面的临床专家、法律顾问团队、产业转化团队等。临床研究中心聘请专家团队时,建议明确专家的聘用期限和工作内容、考核机制,同时签署保密协议和利益冲突声明。

第四节　临床研究中心团队管理实践案例

在确保临床研究中心团队人员组成完善的同时，团队管理也非常重要。团队管理要素一般由岗位设置、聘用形式、人员培训、晋升途径4个方面构成。以下将围绕这4个方面来阐述如何进行临床研究中心团队的管理，同时分享建设实践经验。

【岗位设置】

探索人才队伍专业化、职业化发展方式，要结合人员特点分类设岗，根据机构的发展战略、组织结构，从岗位类别、岗位序列、岗位等级及序列层级等多个维度构建岗位职级体系。设置任职标准时，应充分考虑岗位特点，建立明确且与真实需要相符的任职标准，并明确：岗位设置、遴选程序和条件、岗位待遇、岗位培训。

目前笔者机构根据工作性质将临床研究相关人员分成两类：第一类包括流行病学、统计学、数据、生物信息学等数据科学相关的方法学专业人员，主要从事临床研究方法学教学、培训体系建设，以及理论与应用基础研究等，兼顾临床研究项目指导/参与等服务工作。第二类为专职技术服务系列，主要包括临床研究协调员、项目质量控制人员、数据管理员、信息技术人员等，以协助临床专业科研人员开展临床研究、全职对接高水平临床研究项目服务工作为主，兼顾岗位相关技能或理论研究。

【聘用形式】

聘用的形式可多样化。首先，可通过外部招聘补充专业人员队伍缺口，加速团队建设。引进专业领域高端人才之外，吸引具有国外良好训练背景和博士后经历的青年人才、有丰富临床研究经历的专业人才加入。其次，以"柔性聘用"方式吸引学术水平高、国际视野开阔且有国际影响力的临床研究专业学者参与高水平项目，指导工作，提升现有团队能力。同时可以探索高效的人力资源共享模式。为弥补建设初期人员不足的困境，可采取人员合理流动的方式，临床研究中心网络内部主中心和分中心间在服务、教学培训、科研等方面互相补充人员队伍实力，进行项目协同支撑，特别对于弥补分中心建设初期人员不足有积极的作用。

例如，主中心委派工作人员作为分中心兼职统计师，协助平台建设与从事项目技术服务工作。根据具体项目实施进度，持续为临床研究项目提供不同环节的技术支持；Ⅰ期临床试验病房与CRU统计分析的人力资源共享，形成研究者、企业、申办方相结合，专职技术人员专业互补的发展和协同模式。在技能培训方面，通过临床研究中心对医院方法专职人员的培训、共同组织针对研究者的培训课程、共同承担临床研究项目监查等方式，加速医院新入职人员熟悉和融入工作岗位，促进能力培养。

【人员培训】

各类人员应接受岗前培训和持续继续教育，以达到胜任岗位职能并定期更新知识储备、提升能力及提高技术的要求。培训分为机构内和机构外培训，培训记录及证书作为文档保存于各人员的档案中；工作人员在聘任期内应参加由相关行政主管部门组织的培训项目，并应获得培训合格证书。参加培训需要保留所有培训记录，并分享给内部人员。培训可分为三个阶段：岗前培训、上岗后轮训及继续教育。

（1）岗前培训：应学习临床研究的理论知识，包括临床研究的历史背景、相关必要的知识和技术、相关法律法规及目前现有的临床研究标准。

（2）上岗后轮训：可参加全流程临床研究，岗位轮转以了解临床研究的各步骤和工作流程，明确自身职责，熟悉标准操作规程。

（3）继续教育：继续教育的目的应是使中心人员不断更新知识，提高临床研究能力，培训内容可包括新近发表的临床研究顶级期刊文章中临床研究方法学的应用，热点临床研究结果，最近的临床研究进展，CRU 所承担项目中遇到的问题，以及中心的标准操作规程等。

发挥临床研究体系内联动效应，纳入分中心方法学专职人员共同开展能力培训和队伍建设。加强培养国际化人才，邀请国际知名的临床研究机构参与方法学专业人员队伍培训、职业生涯规划工作。

【晋升途径】

机构内部应形成人员晋升文件。高校或者医疗机构晋升申请时，可考虑专业特点，适当在职称评定时给予政策倾斜，打通晋升通道，尝试实行序列单列、评聘指标单列、评审单列等分类政策。职称晋升中具体指标的设定，要考虑到人员的工作性质，体现技术服务的工作特点。不同岗位职能侧重点不同，明确不同发展定位、不同岗位级别人员的能力要求。对不同岗位职责的专职人员实施动态职业生涯管理。

TIPS

1．临床研究团队包括从事临床研究的科研人员和方法学团队。

2．临床研究方法学团队是保障临床研究质量的关键人员，可支撑临床医学领域的科研人员进行方案设计、项目管理与执行，以及临床数据的管理、分析、报告等工作。

3．团队最小组成应满足指导临床研究方案设计、统计分析等工作的需求；可结合人员特点分类设岗，可以"柔性聘用"形式引进人才。

4．临床研究中心人员设置和中心基础功能相对应，注重人员队伍的质量、学科背景，保障专业性的同时规模集约化，可采用"一专多能"方式设岗；随着中心功能的完善和规模的扩大可细化岗位设置。

5．注重团队各类人员的培养，使其胜任大型多中心、国际多中心项目；注重人才梯队建设，设立岗前培训和持续继续教育，优化晋升条件和待遇。

6．本章相关 SOP 模板　模板 3.1　IIT 项目 CRC 职责 SOP；模板 3.2　CRC 沟通 SOP。

参 考 文 献

[1] SNYDER D C，BROUWER R N，ENNIS C L，et al. Retooling institutional support infrastructure for clinical research[J]. Contemp Clin Trials，2016，48：139-145.

[2] Duke Clinical Research Institute. DCRI At A Glance[EB/OL]. [2020-05-22]. https://dcri.org/about/at-a-glance/.

第四章

临床研究中心信息化平台建设

临床研究中心信息化平台是支撑中心日常业务管理和项目组织运营的基础性系统或结构，主要由硬件设施和软件系统两部分组成：硬件设施包括机房场地、服务器设备、网络设备等，软件系统包括项目管理系统、数据管理系统、文档管理系统和统计软件等，并由经验丰富的专业人员进行管理和维护，信息化平台对维护临床研究中心的常规运行、保障临床研究方法学的科学性、提高临床研究的实施效率至关重要。

第一节　信息化平台建设考量标准

临床研究中心信息化平台建设应将数据安全、数据标准化和数据共享作为主要考量点，充分满足临床研究数据的特殊性要求，并达到科学管理的目的。

一、数据安全

数据安全是临床研究中心在建设信息化平台时首要关注的问题，2018年9月，国家卫生健康委员会发布《国家健康医疗大数据标准、安全和服务管理办法（试行）》，将医疗健康大数据定义为国家重要基础性战略资源，医疗健康大数据的安全性问题提升到了国家战略高度。数据的安全水平将直接决定数据利用和开放共享的程度。通过在临床研究中心管理层面建立相应的安全管理制度，并在系统技术层面采用安全防护的相关技术，以实现平台数据的保密性、完整性和可用性。数据安全机制可从数据生命周期的各个阶段进行考量，包含数据采集、数据交换、数据传输、数据应用、数据储存、数据销毁六个阶段。数据安全保障机制的建立也从相应阶段入手。

（1）终端数据安全：在临床研究开展的过程中，医学大数据平台需要提供访问、导入和导出数据的基础服务，以支持临床研究的开展。在终端数据安全保障方面可以采用安全防护认证的方式，比如通过对数据加密与签名认证的方式进行。数据在上传或下载操作前均需要在获得电子签名的本地主机上进行加密，任何能够访问或能够对 EDC 进行操作的个人电脑同样需要进行认证，此外，应提高设备与主机电脑对病毒传播的抵抗能力，通过加固防火墙、安装终端防病毒软件、及时升级病毒库等方式对终端进行安全防护。

（2）数据交换安全：为了满足医疗行业数据安全的更高要求，能够更规范的共享及使用数据，临床研究中心应对平台系统间交换的隐私性数据进行脱敏，防止患者个人信息的泄露。对于可以识别患者的唯一标识信息，例如姓名、身份证号、医保号、联系方式、家庭住址等内容，可以通过各种脱敏技术手段进行消除，常用的脱敏方法包括替代、混洗、数值变换、加密、遮挡等。另外，根据特定的诊疗或其他数据应用场景使用需要，应具备将脱敏数据还原为原始数据的能力。

（3）数据传输安全：在临床研究数据的汇集过程中，需要在数据传输环节进行加密处理，防止数据被非法窥探或盗取。临床研究中心可自行组织或在信息管理部门的协助下采用统筹管理和分配加密密钥的方式，实现对数据传输密钥的管理机制。当有授权人员需要查看数据时，数据加密后传输至用户终端电脑的网络浏览器，用户只有使用密钥管理部门分配的私钥才能对数据进行解密并查看，从而防止外界通过非法手段在数据传输过程中截获有效数据。

（4）数据储存安全：在数据存储环节进行数据加密，临床研究中心应对数据库中的数据采用加密强度较高的加密算法，如 SCB2 等我国规定的国有商密算法或 AES 等国际通用算法。此外，为了应对不可抗的自然灾害或者人为灾害，可建立异地数据容灾系统用作数据和必要文件的副本备份，以保证数据的安全和系统的稳定性。

（5）数据应用安全：在数据应用安全保障阶段，临床研究中心需对数据的访问权限进行分级管控，确保根据数据的重要性和保密性等级开放给不同身份的用户。一般会采用应用级别的身份鉴别和访问控制、通信安全、操作审计等措施保证数据在应用过程中的安全。其中访问控制和操作审计是最常考虑的措施。通过权限管控的方式可以进一步保证终端数据安全，管理员可以限制访客权限，以保证相关的隐私或者核心数据安全。操作审计可以对用户进行实时监控、操作回放和命令审计。

二、数据标准化

数据标准化是指界定和规范相关临床数据概念，使其具有良好的一致性、精确性和重复性，便于数据采集、传输、处理和共享。在临床试验的数据标准化方面，目前国际上较为通用的临床试验数据标准术语集为临床数据交换标准协会（Clinical Data Interchange Standards Consortium，CDISC）标准，涵盖了临床研究中研究方案设计、数据采集、数据分析、数据交换、数据递交等环节的一系列标准。此外，还有医学术语标准，如 ICH 国际医学用语词典（medical dictionary for regulatory activities，MedDRA）及世界卫生组织药物词典（World Health Organization drug dictionaries），前者适用于政府注册管辖下的医疗产品的注册报告和安全监查，后者是医药产品方面最综合的电子词典。

由于 IIT 涉及范围广，许多域名、变量名不在 CDISC 标准术语集中，需要研究者自行定义大量的域名和变量名。但 IIT 研究人员对 CDISC 标准的命名规则理解程度不一，其自定义的名称与分类差别较大，增加了单个项目的建库时间，降低了多项目间的信息沟通效率和数据共享效果。为减少上述情况的影响，CRU 可基于 CDISC 标准，优化建立一套更适用于 IIT 的数据标准格式，便于集中管理本单位的研究数据，提高多个研究之间的数据整合效果，促进多个中心之间的沟通交流效率，提升多中心、大样本、前瞻性临床研究的实施规范和质量。

三、数据共享机制

临床数据主要包含临床试验数据和生物样本信息。在医疗大数据、基因组学等领域不断发展，同时临床研究呈现多中心、大样本量、长期随访的趋势下，临床数据资源的共享程度已经成为临床研究是否取得高质量结果的重要考量条件。

一定范围内的临床数据共享可以促进：①提高临床研究的真实可靠性，共享后的数据可以防止被随意修改，在数据出现遗漏时也可更快发现；②提高临床研究的效率，通过跨中心、跨机构或跨区域的临床数据共享，研究者可以跟踪最新的研究进展，促进不同中心、机构、区域之间的沟通和交流，避免重复的临床试验，促进资源整合；③为后续研究提供基础数据，数据共享可以为研究人员开展相关临床研究提供数据基础。

在临床数据资源共享方面，美国、英国等国家在政府支持下，建设临床数据试验共享平台，完善了相关的政策方法，例如：NIH"基因组数据共享"政策、英国"生物样本库"数据申请及审查管理制度；并建立了临床研究协同网络，进一步促进了临床数据的共享。相比之下，我国国家层面也出台了一些政策性的相关文件，例如：2018 年国务院办公室印发《科学数据管理办法》，但是目前仍存在数据分散、利用率低等问题，不能充分发挥医联体或医疗集团等区域医疗整合优势。

对于临床研究中心平台尤其多中心协同网络的建设，在基于受试者隐私保护和数据安全基础上，结合临床数据标准化，建立有效的临床数据共享互通机制，可以有效提高临床研究资源的利用率、促进研究转化。

第二节 临床研究中心硬件平台建设

为了确保临床研究的管理和实施能够按照既定标准和方案进行，临床研究中心需要遵循 IIT 特点，结合中国临床研究者的实际工作状态，在已有硬件平台基础上建立对应的软件体系。本节将就临床研究中心的平台建设进行介绍。

一、硬件平台建设的必要性

硬件是看得见、摸得着的物理部件或设备，在计算机领域，主要是指服务器、网络交换设备、终端访问设备及其他配套的各种物理装置；而软件是一种按照业务流程而设计生产的逻辑产品。可靠的硬件平台是软件体系稳定运行的基础保障。

我国在临床研究中心硬件平台建设上仍然缺少相关指导信息。目前主流服务于 IST 临床试验的机构为科研 CRO，大部分 CRO 公司按项目结算方式购买硬件平台配套的软件服务以节约成本。然而大部分 IIT 项目的研究经费较少，仅为类似 IST 经费的 1/10，很难负担完整的数据管理服务费用；IIT 研究持续的周期较 IST 研究更长，一般至少为 3 年以上，如一个大规模人群队列研究项目的周期可能持续 20 年甚至更长；此外 IIT 项目大多涉及患者个人信息，不适合在商业机构的平台存储，因此，IIT 很难参照行业传统的项目结算模式与CRO 公司进行合作。临床研究中心有义务为 IIT 项目的开展提供服务支撑，包括提供相关的信息技术服务，并承担主要项目流程管理、数据管理与质控工作，因此临床研究中心需要进行必要的硬件平台建设，长期稳定地支持 IIT 研究。

二、硬件平台的建设现状和挑战

采用 SWOT 分析方法对硬件平台建设现状进行分析，总结我国医院临床研究硬件平台的现状与挑战，具体如表 4-1 所示。

表 4-1 硬件平台建设的现状与挑战的 SWOT 分析

优势（strengths）	内在劣势（weaknesses）
● 服务器存放在中心本地，完全掌控数据，数据更安全。 ● 研究项目实现全流程信息化操作，线上线下结合促进管理效率提升。 ● 整合多源异构数据，初步实现多系统医疗数据共享。	● 平台开发需与专业技术公司合作。 ● 需要专业人员进行定期硬件或设备维护和升级。 ● 硬件设备采购需要经费支持。
机遇（opportunities）	威胁（threats）
● 随着硬件技术的发展，可以提供更大的储存空间和更强的计算能力，降低单位成本。为医疗大数据的分析和疾病的长期研究与追踪提供了支持。 ● 硬件的购置和维护随着技术的进步更加便宜和便利。	● 研究项目和数量的持续增加，对平台的服务支撑能力提出更高要求。 ● 由于临床信息的敏感性，一直都是黑客攻击的目标。随着互联网和云技术的发展，数据库的安全也面临越来越大的威胁。

三、硬件平台的建设目标

通过硬件购置和建设能够满足：①临床研究所需软件的安装部署平台；②为开展临床研究的人员提供长期存储临床数据的空间；③临床研究中心数据分析相关人员在研究者授权下，更便利地开展数据分析工作；④完善临床研究的方式与流程，提高临床研究的效率和效益及临床研究的质量。

四、硬件平台的建设原则

硬件平台架构建设应符合以下原则。

（1）先进性：硬件平台建设前应考虑技术发展的趋势，采用具有前瞻性的硬件设备以适应至少未来 5 年内的技术发展。

（2）扩充性：硬件平台架构建议采用灵活的功能化和模块化设计，平台中的服务器、存储、网络等设备具备良好的扩充能力，以应对临床研究设计不断发展和医疗大数据不断增长的拓展需求。

（3）可靠性：硬件平台建议选用高品质的设备，从设备部件和各平台层面着手，消除单点故障带来的影响，以提高系统的可靠性，保证平台业务的持久和稳定。

（4）安全性：设立完善的安全机制保障硬件平台的安全性，如为保障硬件平台的物理安全，服务器和互联网数据中心（internet data center, IDC）只能由经授权的专业维护人员才能进入作业。

五、硬件平台的建设内容

硬件平台主要涵盖基础功能、扩展功能两个部分。基础功能部分包括硬件平台的核心设备，即计算机服务器。服务器配置（主要包括计算核心 CPU、内存、硬盘、主板上的功能扩展槽）依据临床研究中心需要使用的系统体量大小、平台用户的并发访问量以及运行业务量进行评估。为提高服务器物理资源的利用效率，建议引入虚拟机的管理方案，将服务器进行功能上的分割，如用于数据存储的、用于网络服务的、用于物联网数据采集服务等，同时预留一定计算和存储资源,配合存储阵列、可扩展存储空间,用于系统和数据的热备份以确保数据的可恢复性。为了保证服务器稳定性,需要放置在恒温、无尘、无静电的专业机房中,同时还需要保证相关硬件设施 24 小时供电、备用电源、高速的网络接口,因此一般服务器由机构的信息中心托管。随着研究深入,可在硬件平台上部署相应硬件设备,用于临床研究所需要的各类组学分析、支持人工智能相关软件和算法开展的并行计算,从而提升临床研究中心的研究能力(图 4-1)。

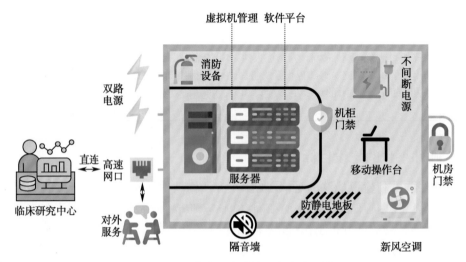

图 4-1　CRU 临床研究硬件平台建设示意图

医院临床研究中心可通过技术手段整合内外部资源,使得临床研究硬件平台不仅要具备管理功能,还具备临床研究技术支撑、风险管理、质量评估等功能。此外,建议前瞻性地考虑医疗机构信息化建设布局及大数据分析、移动医疗技术的可融合性。依据上述思路,临床研究项目的硬件平台整体设计分为三大平台:综合管理平台、项目实施平台及数据共享平台,系统访问、后台支持及系统之间的通讯均采用代理服务器形式,还可通过部署异地数据中心与本地备份服务器实现双备份,以确保数据储存的安全及容灾的需求(图 4-2)。

六、硬件平台的建设流程

临床研究中心建设硬件平台时,大致可以按以下几个步骤进行。

(1)场地规划:规划合适独立的空间以至少满足硬件平台最小的需求。

(2)设备采购:硬件平台需配备机架柜、服务器、存储、网络设备、安全设备等硬件设备,以及空调、机架、不间断电源(uninterrupted power supply,UPS)等机房配套设备。

(3)设备安装:完成硬件设备的安装和硬件设备有关的接地、双供电、空调、防火等配置。

(4)设备验收:试运行以确认设备能否正常运行并满足性能要求,此外,还需根据验收标准检查设备图纸、质量保证及相关资料。

(5)运维人员安排:机构信息中心人员只能确保硬件平台的稳定运行,而在实际工作中还需要与临床研究人员有一定的专业性沟通,因此系统的维护和管理需安排一个起"桥梁"作用的技术人员。

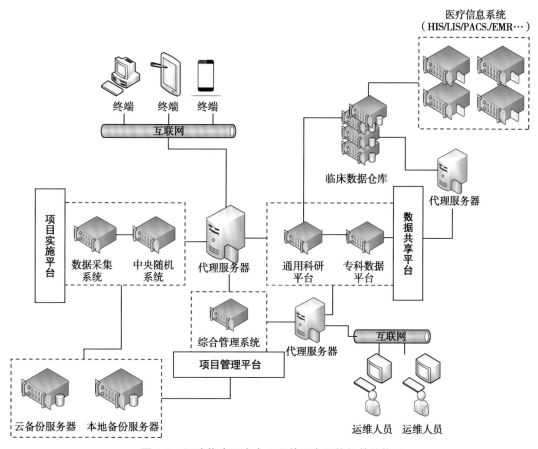

图 4-2　医院临床研究中心硬件平台网络拓扑结构图

七、硬件平台的管理

为了保证数据安全和系统稳定运行，建议与医院信息中心协作制定相关管理规范，包括：①服务器放置在有门禁的机房中，实行出入登记制度，并在机房管理人员引导下进入机房；②升级所有硬件设备均需提交升级报告，报告涵盖升级硬件内容；③硬件设备若需要重新启动或关机需提前两天告知，以便相关用户提前进行业务计划及保存相关数据。

第三节　临床研究中心软件平台建设

相比于 IST 研究，IIT 涉及的探索性研究与真实世界研究更多，通常可采用更加多样化的临床试验方法，传统 IST 的临床试验管理信息系统难以在 IIT 研究中完全适用。本节阐述 CRU 在建设 IIT 项目适应的软件平台建设与实践，探讨该平台的应用和搭建时需考虑的问题。

一、软件平台建设的必要性

在欧美、日本等发达国家或地区，实施和管理临床研究项目已成为医疗机构的常规工作。当前 IIT 项目在实施上面临较大挑战，不仅需要研究者具备开展研究的综合能力，也需要临床研究管理部门的专业化服务能力。开展 IIT 项目相对成熟的国家或地区大多已建立了专业化的管理体系，如丹娜法伯 / 哈佛癌症中心，为 IIT 项目全流程提供了中心化的管理平台（见第一章），促进临床研究产出高质量的研究成果。

随着临床研究热潮的兴起，国内医疗机构也在逐步完善相应的管理制度和管理手段，但对临床研究管理现况的调查显示，目前仍存在不少问题。如当前 IIT 项目管理人员配备数量远不能满足日益增长的项目需求，且管理人员往往身兼数职；多数 IIT 项目的管理仅停留在立项阶段，对于研究质量、研究数据和安全，以及研究风险方面的管控措施偏弱。IIT 项目沿用药物临床试验机构办公室所使用的临床试验管理信息系统，该系统侧重项目执行，不能完全满足 IIT 项目的全流程管理需求等。因此，建设更专业的软件平台来提高临床研究项目的管理效率、管控研究风险、促进研究顺利开展、提高研究质量，是一个亟待解决的问题。

二、软件平台的建设现状与挑战

采用 SWOT 分析方法对软件平台建设现状进行分析，总结我国医院临床研究软件平台的现状与挑战。如表 4-2 所示，临床研究软件平台建设既有优势，也存在与院内其他业务系统联动较弱等劣势，临床研究软件平台建设已经到了机遇期，但是也面临一些威胁。

表 4-2　临床研究中心软件平台建设现状的 SWOT 分析

优势（strengths）	内在劣势（weaknesses）
● 专业 IIT 研究管理团队更理解 IIT 研究的管理特点和需求。 ● 具有丰富的临床资源，可以联合临床研究者，根据其使用体验和反馈意见，不断迭代完善平台。搭建一个适应 IIT 项目的临床研究信息管理系统。	● 与院内其他业务系统（如电子病历系统、医疗质量管理、财务）之间的联通性较低。 ● 内部缺乏专业软件平台开发团队，需与专业技术公司合作。 ● 数据管理需要专业知识，建议由数据管理专业团队进行维护，比如：对标准字段（变量）库进行维护，并承担相应的系统升级和优化工作。
机遇（opportunities）	威胁（threats）
● 大数据技术的发展为临床研究中心数据存储与共享带来巨大的便利。 ● 受医疗技术进步的推动，对于疾病描述的数据越发立体化，传统的数据采集和整合方式已经不能满足目前 IIT 研究的需求，亟需一个更加便捷和适应 IIT 需求的信息管理系统以推动 IIT 研究的发展。	● 传统 IST 的临床试验管理信息系统难以在 IIT 中完全适用。 ● 在医学大数据时代，人口健康相关的数据库容易成为黑客攻击的目标，平台稳定和安全将成为首要关注问题。

三、软件平台的建设目标

搭建一个适应 IIT 项目的临床研究中心软件信息管理平台，以提高临床研究项目的管理效率、促进临床数据的整合利用、推动深入挖掘医疗数据资源的价值、服务和临床研究的整体发展。

四、软件平台的建设内容

临床研究中心至少具备支撑临床研究开展的基础软件系统,如文档管理系统、数据管理系统和统计软件。在此基础上可根据中心发展需要逐步搭建适应 IIT 项目全流程管理的临床研究中心管理平台。

(一)临床研究文档管理系统

临床研究中心运行中会产生各类文档,如中心内部文档和临床研究项目相关文档。在管理过程中容易发生文档丢失、文档版本混乱、文档泄露等情况。建设文档管理系统对临床研究中心的正常运营及为临床研究项目提供高质量的服务至关重要。

1. 文档管理系统的基本功能 具备纸质文档管理需求的临床研究中心,建议建立完善的文档管理制度,明确文档归档、分类、存储、变更、借阅、销毁等流程和程序,且纸质文档最好由专人、专柜保管。有条件的临床研究中心可进一步采用电子文档管理系统(electronic trial master file, eTMF)。eTMF 有利于提高文件管理质量,进而提升临床研究质量。一般 eTMF 可保存、管理和检索文档,具备上传、分类等基本功能(图 4-3),部分 eTMF 还具备电子签名、版本管理、导出、共享、文档协作等功能。

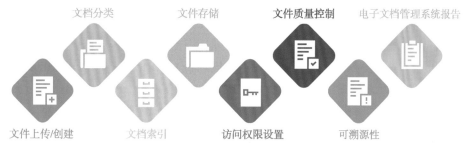

图 4-3 文档管理系统基本功能

2. 文档管理软件 对于临床研究文档管理系统,目前国外 Veeva、NextDocs、SureClinical、ConsultParagon、DB Integrations、EMC 等公司提供了相关 eTMF 软件工具。国产的临床研究文档管理系统中,较为成熟的有百奥知公司开发的 BioKnow-eTMF、太美医疗科技开发的 eArchives、易迪希公司开发的 Clinflash eTMF。为同时满足 IST 和 IIT 文档管理需求,笔者机构开发了临床研究全文档管理系统。

(二)临床研究数据管理系统

建立完备的数据管理系统对临床研究中心的发展至关重要。数据管理系统有助于临床研究项目的开展,既能避免研究者进行二次录入,也有助于提高临床研究数据质量。

随着信息技术的发展,数据管理系统得到应用,特别在处理大数据的需求方面,极大解决了传统纸质工作方式存在的数据可靠性和安全性问题。比如受限于巨大的研究数据量,数据管理员无法对所有纸质 CRF 数据进行核查,而偏向于采取抽查的方式。在多中心临床研究中,采用电子化病例报告表(electronic case report form, eCRF)代替纸质病例报告表对临床数据进行收集、储存和管理,可以更好地保证临床数据的可靠性和安全性,提升数据核查效率。

1. 数据管理系统的基本要求 国家药品监督管理局会同国家卫生健康委员会修订的

2020年新版《药物临床试验质量管理规范》（good clinical practice，GCP）和ICH《药物临床研究质量管理规范》（guideline for good clinical practice E6，GCP E6）对于临床研究数据的管理直接或间接地提出相关要求，保证整个临床试验过程获得的数据信息真实、准确、可靠、完整。在建立临床数据管理体系的时候也要满足以下几点基本要求。

（1）系统可靠性：系统可靠性一般指在规定时间内和规定的情况下，持续完成规定功能的能力。临床研究的数据管理系统必须要经过基于风险考虑，例如在网络或系统发生故障时，能保证数据的完整和安全。

（2）系统数据可溯源性：临床研究数据管理系统必须具备可以为研究提供可溯源的功能。eCRF中的数据应当与源文件一致，如有修改的情况应在系统填写原因，并保存此次修改记录的稽查轨迹等。

（3）系统权限管理：临床研究数据管理系统必须有完善的系统权限管理，对不同人员或角色授予不同的权限，只有经过授权的人员才允许操作，并应采取适当的方法监控和防止未获得授权的人员操作。

2．数据管理系统基本功能　电子数据采集系统是适用于临床试验数据采集和传输的软件。eCRF定义了研究需要采集的临床数据，EDC是"存放"eCRF的"容器"。在项目开始前，需利用EDC系统提供的相关功能，协同临床医师设计合适的eCRF表格，以确保能够高质量地采集得到研究所定义的数据。临床医师或者研究者可在EDC系统中以项目的形式录入或导入数据，并由临床研究中心数据管理人员进行数据维护和管理。

EDC系统的主要任务是简化和审查数据收集，针对不同的客户端需求，EDC系统在某些附加功能方面也有所不同。随着临床研究领域的不断发展，EDC系统也在不断变化和升级，越来越多的数据管理功能加入了EDC系统中，但所有EDC系统都具有以下基本功能（图4-4）。

（1）用户权限：基于角色的指定用户权限是EDC系统最重要的功能之一。访问系统的帐户都有唯一用户名、密码和权限。该功能保障了受试者隐私和数据完整性。

（2）eCRF构建：EDC系统应具有生成符合临床试验方案eCRF的功能。

（3）逻辑核查：数据输入时，系统会根据设计eCRF时制定的规则执行实时数据核查，防止填写eCRF出现数据输入逻辑错误。

（4）质疑管理：系统会根据逻辑核查结果自动生成质疑，也可以由数据管理员、监查员手动添加质疑发布给研究者或协调员，研究者与协调员对质疑进行确认、解释或更正。EDC系统中所有的质疑得到反馈并且解决后才能锁定数据。

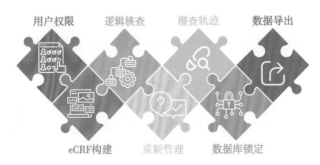

图4-4　数据管理系统基本功能

（5）稽查轨迹：稽查轨迹主要职责是跟踪 EDC 系统数据的修改记录，对数据的初始值、产生时间和操作者，以及对数据的任何修改进行标记，包括日期和时间、修改原因、修改操作者，并且稽查轨迹不允许任何的人为修改和编辑。

（6）数据库锁定。

（7）数据导出。

3．数据管理系统的软件工具　目前大多数 EDC 系统软件都是商用的，较为成熟的有 Inform、Oracle Clinical-RDC、RAVE、MACRO、IBM EDC、eClinical Suite 等。其中甲骨文公司的临床试验数据管理系统——Orcale Clinical 将远程数据采集（remote data capture，RDC）完美整合在传统数据库中的临床数据采集系统，被临床试验行业的一些实力雄厚的制药企业和 CRO 公司广泛使用，也是美国 FDA 目前使用的 EDC 系统。此外也有优秀的开源软件，如 REDCap、OpenClinica、OpenCDMS、TrialDB 和 PhOSCo。REDCap 系统是目前全球最大的临床与转化医学研究试验数据库系统。

（三）临床研究统计软件

临床研究中心的最基本功能是向临床研究人员提供统计分析服务。统计师会在临床研究设计阶段进行样本量和随机化等相关设计，并且于临床试验各个阶段进行统计分析，这一过程需要依靠统计软件完成。表 4-3 展示了一些常用的统计软件，临床研究中心可根据实际情况选择配备。具体统计软件的使用可参考附录模板 4.1 统计软件选择的 SOP。

表 4-3　临床研究数据分析软件

样本量分析软件

　开源软件：

　G*Power：G*Power 是用于计算统计功效和样本量的免费软件。它拥有简洁的用户界面和完善的功能。

　付费软件：

　PASS（power analysis and sample size）：PASS 是用于效能分析和样本量估计的统计软件包，是目前市场上最好的效能检验的软件。

统计分析软件

　开源软件：

　R：R 是属于 GNU 系统的一个自由、免费、源代码开放并且集统计分析与图形显示于一体的统计分析软件。

　付费软件：

　SAS（statistical analysis system）：SAS 系统是一个模块组合式结构的软件系统，共有三十多个功能模块，具有十分完备的数据访问、数据管理、数据分析功能。在国际上，SAS 被誉为数据统计分析的标准软件。

　JMP：是 SAS 推出的一种交互式可视化统计发现软件系列，主要用于实现统计分析。JMP 强调以统计方法的实际应用为导向，交互性、可视化能力强，使用方便，适合非统计专业背景的数据分析人员使用。

　SPSS（statistical package for the social science）：SPSS 又称统计解决方案服务软件，是世界著名的统计分析软件之一。特点是操作比较方便，统计方法比较齐全，绘制图形、表格较方便，输出结果比较直观。

　Stata（software for statistics and data science）：Stata 统计软件特点是采用命令操作，程序容量较小，统计分析方法较齐全，计算结果的输出形式简洁，绘出的图形精美。不足之处是数据的兼容性差，占内存空间较大，数据管理功能需要加强。

（四）源于医院业务信息系统的临床研究信息化管理平台建设

在生物医学大数据时代，临床研究数据是人群医疗健康发展与创新的要素。为满足医院研究者利用医疗业务数据开展临床研究的需求，有必要开发信息化平台，推动临床诊疗系统与科研系统的融合。

1. 信息化平台的建设需与信息部门开展紧密合作　部分医院的信息部门探索建立科研信息化平台起步较早，技术开发人员多为计算机专业，其医学或临床研究相关背景较弱，对临床研究的了解深度有限，往往造成开发的系统在科学性与实用性方面较为欠缺，难以满足临床研究信息化的专业需求。因此，临床研究中心应当设立专职科学 IT 人员负责管理临床研究信息化平台的建设，定期为该专职人员培训临床研究相关课程，并与临床研究者、信息部门技术人员紧密合作，共同开发维护信息化平台。此外，信息化平台作为医院信息系统的组成部分，归属信息部门的总体管理。平台的运行维护、安全管控等均需遵守并积极配合医院信息部门的管理要求。

2. 临床医师利用信息化平台开展研究应当考虑的问题　医疗业务系统的信息化平台为研究者开展临床研究提供了便利性，但由于先天性原因，在使用系统开展研究时应当重点考虑以下几点。

（1）以研究目标为导向，合理评估使用研究系统的可行性：从系统是否具备数据采集的条件出发，主要考虑两点，一是数据的完整性；二是数据的结构化水平。如系统本身不能满足采集需求，需要在系统中配置人工录入模块，以补充研究信息。

（2）优先考虑观察性研究或真实世界研究的研究类型：医疗数据缺乏标准化录入规范，导致较难捕捉干预性研究所需要的一些关键细节，故此类平台比较适合开展观察性研究或真实世界研究。

（3）需对用于科研的临床诊疗数据进行质量控制：临床诊疗系统涉及的信息量较大，人员多，数据采集和书写形式多样，数据质量参差不齐，如原始病历资料错误、研究对象纳入不全面或不符合"纳入排除"标准。采取一定的核查手段保证数据质量是质量控制的重要环节。

（4）临床诊疗数据需要进行预处理和控制偏倚：自动采集获取的数据，其结构是基于相应的临床诊疗系统性，导出后用于直接分析的适用性较低，需要进一步的进行数据清洗的预处理。在进行预处理前，临床专家与统计分析人员应当共同制订数据处理和分析计划。此外，医疗系统产生的数据主要存在入院率偏倚和数据缺失、混杂偏倚等问题，应当采用合适的统计方法控制与描述临床数据。

（5）申请使用数据应注意规范、保密：对于安全性问题，系统采取有限开放方式。首先需要进行数据使用申请，得到临床研究中心与信息中心双审批后方可在研究限定范围和期限内使用系统数据。进行数据加工处理时，应当与受委托的外部研究机构签署保密协议，并应当遵循最小化原则，仅使用需加工的必要数据。涉及委托境外机构，还应当遵守人类遗传资源管理的有关法律规定。

3. 临床研究中心专业科学 IT 人员的管理任务

（1）系统的专业建设与功能规划：分析客观实施条件及研究项目的管理、数据采集与质量控制的业务需求，前瞻性考虑未来医院信息化建设布局、大数据分析及移动医疗的融合形式，形成科学完整、可持续的建设方案，避免重复建设或产生新的信息孤岛。

（2）系统与数据安全维护：确保系统安全、可控、防止信息泄露是 IT 人员的重要责任。主要包括设置网络安全、进行安全测试、配合各级部门的网络安全管理，以及负责制订涉及访问人权责、提取方式、数据范围等管理制度并进行严格管理。

（3）平台的运行效率保证：由于数据更新、系统运行及更新迭代均需要使用一定的服务器资源，因此通常需要 IT 人员积极监控平台运行状况，并在有限的服务资源下，进行合理调配，避免浪费资源。

第四节　临床研究中心扩展平台建设

在基础功能要素上，临床研究中心可以涵盖多个平台功能，例如伦理委员会（Ethics Committee）、药物临床试验机构、数据与安全监察委员会（Data and Safety Monitoring Board，DSMB）、生物样本库、中心实验室、Ⅰ期/研究型病房等平台（图 4-5）。

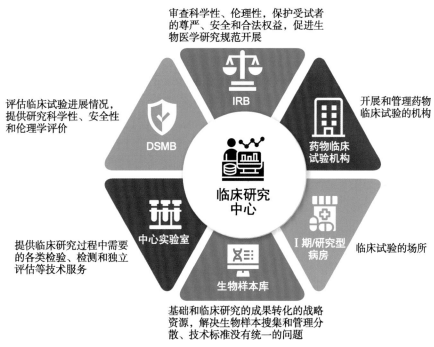

图 4-5　临床研究中心拓展平台
IRB. 伦理委员会；DSMB. 数据与安全监察委员会。

（一）伦理委员会

伦理委员会是由医学专业人员、法律专家及非医务人员组成的独立组织。其职责是对涉及人的生物医学研究项目的科学性、伦理合规性进行审查，旨在保护受试者的尊严、安全与合法权益，促进生物医学研究规范开展，并在本机构组织开展相关伦理审查培训。随着科技的进步，基因治疗、医疗机器人等新技术的问世和高风险临床研究的出现对伦理审查提出了越来越高的要求和挑战。多中心临床研究项目也对伦理委员会的审查流程和效率提出了更高的诉求。

（二）数据与安全监察委员会

为了保证临床研究的完整性和保护受试者的权利和健康，对于以下研究：以挽救生命、预防严重疾病进展或减少主要危害公共健康事件（如心血管事件及癌症复发）为目的的研究；设计复杂的长期研究；创新性或高风险干预措施的早期研究，通常需要设立数据安全监查委员会（Data and Safety Monitoring Boards，DSMB）。DSMB 的职责是根据方案规定的时间间隔对研究进展（安全数据和重要疗效终点数据）进行独立、有效、及时的评估，为申办方提供有关研究科学性、安全性和伦理学方面的全面评价，并向申办者提出继续，修改或停止研究的书面建议。

根据研究性质，临床研究中心可授权建立 DSMB，以最大限度保护潜在的受试者，保证数据的有效、科学、完整。DSMB 具体建立和操作过程可参照 WHO 发布的《数据与安全监察委员会的建立及其职能的操作指南》。

（三）生物样本库

生物样本库（biobank）是一种集中保存各种人类生物材料，用于疾病临床治疗和生命科学研究的生物应用系统。作为转化医学的战略资源，生物样本库的构建对于开展人类疾病预测、诊断、治疗研究具有不可替代的作用。生物样本库也是开展临床转化研究的重要基础，为研究提供高质量的样本数据、基因组学、蛋白组学信息。目前，国际上已有很多国家和机构建立了生物样本库，例如英国生物样本库（UK biobank）、泛欧洲生物体样本库与生物分子资源研究设施（biobanking and iomolecular resources research infrastructure，BBMRI）、美国联合人类组织样本库网络（cooperative human tissue network，CHTN）等。为了更好地支持基础研究和临床研究之间的成果转化，同时解决长期以来临床研究中临床样本的搜集和管理分散、技术标准不统一的问题，国内也建设了生物样本库，如北京大学临床肿瘤学院标本库，上海市临床与生物样本信息整合平台及上海交通大学附属儿童医院生物样本库。生物样本库的具体建设标准可参照国家市场监督管理总局 2019 年通过的《生物样本库质量和能力通用要求》。

（四）中心实验室

在临床研究实施过程中，经常需要各类检验、检测和独立评估等技术服务。中心实验室定位于一个独立的临床诊疗实验室的技术服务提供者，作为"独立第三方"公正地提供临床研究涉及的全方位实验服务。特别是在对疗效或者预后指标的一致性有着高要求、涉及一些在医疗机构检验科无法检测的特殊指标方面，中心实验室有明显的优势。

（五）Ⅰ期/研究型病房

Ⅰ期临床试验病房功能定位是进行Ⅰ期临床试验的场所。由于没有新药首次应用于人体的相关临床经验，对受试者是否存在潜在风险是未知的。为了减少不良事件的发生率、降低试验风险从而最大程度保证受试者权益，保证Ⅰ期临床试验能够科学、安全、有序、合理地进行，国家规定Ⅰ期临床试验需要在Ⅰ期临床试验病房进行。Ⅰ期临床试验病房建设相关标准请参照国家食品药品监督管理总局 2011 年通过的《药物Ⅰ期临床试验管理指导原则》。此外，近几年北京正在大力倡导建设标准化、规范化的研究型病房及其支撑保障体系以提升临床研究能力和临床研究质量。研究型病房是在具备条件的医院内，医务人员开展药物和医疗器械的临床试验、生物医学新技术的临床应用观察等临床研究的场所，是重要的医疗资源和科技基础设施。

（六）药物临床试验机构

药物临床试验机构是指具备相应条件，按照 GCP 和药物临床试验相关技术指导原则等要求，开展和管理药物临床试验的机构，主要负责对药物临床试验进行统一管理监督和指导，包括统筹药物临床试验的立项管理、试验用药品管理、资料管理、临床研究协调员管理及质量管理，以及组织药物临床试验机构相关制度建设、培训及考核等相关工作。根据新修订《中华人民共和国药品管理法》的规定，药物临床试验机构由资质认定改为备案管理，具体规定请参考国家药品监督管理局会同国家卫生健康委员会 2019 年发布的《药物临床试验机构管理规定》。

临床研究基础设施平台建设包含硬件平台建设和软件平台建设，以保障中心日常运行和文档管理、临床数据管理、统计分析等基本业务需求。条件允许的情况下，可增设生物样本库、中心实验室、Ⅰ期临床试验病房等扩展平台，为临床研究、生物医学大数据分析及科研创新探索提供可靠数据源和技术支持，实现对临床研究资源的更有效开发和管理。在此基础上，通过科研病历系统，为回顾性研究和随访提供数据采集与分析技术支持，与项目管理系统相辅相成，为临床研究提供更高效的研究平台。

第五节　临床研究信息化平台建设实践案例

建设初期，采用易用性、经济性较高的相关系统初步实现临床研究电子化，实现进行临床研究的数据和文档管理，功能包括电子病例报告表设计、数据录入和文档保存，例如 REDCap。但随着临床研究对信息化的更高的需求，中心软件平台功能不再局限于对研究文档的管理、数据录入和管理，而逐渐发展成为一个囊括临床研究全文档管理、项目管理、数据采集、数据分析、随机分组、中心管理、安全和药物警戒、培训考试等其他功能的临床研究全流程管理平台，如笔者机构的临床研究全流程管理系统（advanced clinical trial integrated management system，ACTIMS）。

ACTIMS 主要分为综合管理平台、项目实施平台和数据整合平台。综合管理平台在项目管理模块的基础上，根据 IIT 项目特点和需求进行了扩展和优化，除基本文档管理功能外，增加了科学评估、质量评估、资质管理、在线培训等功能，推动了一站式项目全流程管理，解决了项目管理面临的一些实际问题。如通过自动归档、编码及版本控制功能，解决了临床研究文档管理混乱的问题。通过节点控制、即时通信、结合项目实施平台，改善了原来依靠管理部门检查才能推动执行的入组进度及不良事件监控工作等。

项目实施平台主要由 EDC 系统和中央随机化系统组成。在试验实施支撑方面，为了解决数据采集、随机化实施不规范等影响研究质量的问题，系统遵循临床试验国际标准，为临床研究项目实施（数据采集与中央随机化）提供可靠、合规、高效及标准化的数据采集、随机化等服务。此外，基于网络的中央随机及药物管理系统，可通过网页、手机 APP 等多种形式支持研究项目（特别是多中心项目）的受试者注册、筛选、随机化、药物发放、揭盲、药物供应、研究随访等工作。

数据整合平台可以完成对临床数据、生物样本库、实验室数据等多元数据的整合，并通过内置科研病例系统为研究者进行数据收集、整理与分析提供技术支持。为了提高临床研究效率，标准数据库也已经着手建设，以实现多系统间的数据交换，从而充分开发和利用临床资源、辅助临床研究快速高效进行。

此外,医疗机构内一般有临床试验信息系统、科研项目管理系统、财务管理系统等多套系统服务于研究项目。为了避免 IIT 项目在不同环节上重复工作,兼顾系统本身的完整性与其他系统的兼容性,笔者机构以科研处、信息处为主导,以各系统供应商为技术支持,协同医务处、财务处、药物临床试验机构办、伦理委员会等多个部门共同商讨建立研究项目的协作沟通机制。通过数据接口整合各专业系统的业务功能,为临床资源利用、行政审批、经费管理等提供便捷的通道,完善、优化项目管理流程,减轻研究人员工作负担。此外,ACTIMS 的数据整合平台也有能力对接医疗机构的业务信息系统,通过接口的规范制定和开发(不同医院使用的系统厂商各异),脱敏后的医院临床数据可汇入 ACTIMS 临床数据湖,再经过数据的清理和规范融合进入数据仓库。标准统一的整合数据将有利于真实世界研究的开展。

截至 2019 年底,已有不同基金来源和类型的研究在平台管理下顺利开展,系统的便利性和规范性得到实践。ACTIMS 系统基本模块如图 4-6 所示。

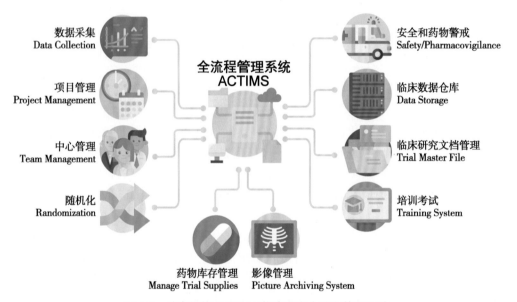

图 4-6　笔者机构 ACTIMS 临床研究全流程管理系统

TIPS

1. 临床研究中心信息化平台建设主要包含硬件平台和软件平台的建设。硬件平台的建设建议遵循安全性、可靠性、可扩展性和先进性等原则。

2. 数据的安全性和标准化及平台的可靠性,是临床研究中心信息化平台建设中的首要考量。

3. 信息化平台建设应考虑平台运行的稳定性。考虑到研究主体——临床医师的工作特点,应可随时提供服务。平台应定期由专业维护人员进行测试,确保系统稳定、安全运行。

4. 研究者可根据研究的类型选择适用的系统。以全球申报为目标的新药临床研究,推荐使用国际一致认可、符合美国 FDA 法规 CFR 21 Part 11 规定、通过 CDISC 标准认证、经过专业的第三方验证公司认证的系统软件,例如 Oracle Clinical、Inform、Rav;对于 IIT 研究,可使用易用性、经济型较高的数据采集系统,例如 REDCap 系统。随着全流程管理理念的发展,集成文档管理、随机化、EDC 和项目管理等功能的临床研究全流程管理系统可成为更高效的选择。

5. 本章相关 SOP 模板　模板 4.1　临床研究统计软件选择的 SOP;模板 4.2　信息安全管理 SOP。

参 考 文 献

[1] 孙华龙,魏朝晖. 临床数据管理中的文档管理 [J]. 药学学报,2015,50(11):1410-1414.

[2] KRISHNANKUTTY B, NAVEEN KUMAR B, MOODAHADU L, et al. Data management in clinical research: an overview[J]. Indian J Pharmacol,2012,44(2):168-172.

[3] 国家食品药品监督管理总局,药品审评中心. 临床试验数据管理工作技术指南 [EB/OL]. (2016-07-21)[2020-05-22]. http://www.cde.org.cn/zdyz.do?method = largePage&id = 271.

[4] 孙亚林,贺佳,曹阳. 国内外临床数据管理系统发展现状 [J]. 第二军医大学学报,2006,27(7):721-725.

[5] 耿辉,贺海蓉,曾宪涛,等. 多中心临床数据采集系统 REDCap 系统应用及架设 [J]. 中国循证心血管医学杂志,2017,9(9):1025-1028.

[6] 国家卫生和计划生育委员会. 涉及人的生物医学研究伦理审查办法 [EB/OL]. (2016-10-12)[2020-05-22]. http://www.nhc.gov.cn/fzs/s3576/201610/84b33b81d8e747eaaf048f68b174f829.shtml.

[7] 何迎春,吕映华,杨娟. 如何制定临床试验数据与安全监察委员会章程 [J]. 中国新药与临床杂志,2016,35(9):643-648.

[8] 卜擎燕. 数据与安全监察委员会的建立及其职能的操作指南——2005 年世界卫生组织(WHO)/ 热带病研究和培训特别计划(TDR)[J]. 中国新药杂志,2007,16(9):657-662.

[9] 董尔丹,胡海,俞文华. 生物样本库是生物医学研究的重要基础 [J]. 中国科学:生命科学,2015,45(4):359-370.

[10] 韩江,周为民,陈涵,等. 如何发挥生物样本库在临床研究中的作用 [J]. 转化医学杂志,2018,7(6):30-33.

[11] 周君梅,王敏,张勘,等. 支撑高质量转化研究的临床研究全流程样本管理体系的建立 [J]. 中国医药生物技术,2019,14(5):474-476.

[12] 陆怡. 转化医学与生物样本库现状 [J]. 生命的化学,2012,32(3):287-293.

[13] 国家食品药品监督管理局. 药物 I 期临床试验管理指导原则(试行)[EB/OL]. (2011-12-02)[2020-05-22]. http://www.nmpa.gov.cn/WS04/CL2196/323872.html.

[14] 米博,李艳芬,孙金霞,等. I 期临床试验病房的管理及体会 [J]. 天津中医药,2016,33(12):736-739.

[15] 国家药品监督管理局,国家卫生健康委员会. 药物临床试验机构管理规定 [EB/OL]. (2019-11-29)[2020-05-22]. http://www.nmpa.gov.cn/WS04/CL2138/371670.html.

第五章

临床研究中心项目管理

IIT 项目管理主要由项目管理部门和项目组完成。其中项目管理部门承担临床科研管理工作，具体包括申报立项、过程管理和结题管理等工作；项目组则具体承担项目的计划、组织、协调、执行工作，如方案设计计划管理、受试者招募与管理、质量管理等工作。医疗机构 IIT 项目管理工作多由科研处、机构办和医务处等部门承担，近年来部分医院建立了相对独立的临床研究中心专职负责。由于 IIT 与基础研究、IST 在研究方法、执行模式、合作方式和经费使用等方面存在较大差异，基础研究科研管理和 IST 管理模式不适合 IIT 的实施和发展。本章主要介绍 IIT 项目管理部门如何基于 IIT 项目特点制订适宜 IIT 发展的项目管理模式和业务流程。

第一节 临床研究项目管理现状与挑战

临床研究是一项兼具专业性和系统性的工作，IST 项目管理体系较成熟，具体包括项目启动、范围管理、进度管理、成本管理、风险管理、质量管理、人员与沟通管理、供应商与合同管理和项目收尾等方面。与 IST 和基础研究相比，IIT 在研究内容、研究目的、研究模式等方面均存在不同。此外，随着临床研究项目数量和复杂性的增加，采用基础研究或者 IST 的项目管理方式对 IIT 项目进行管理的难度和弊端进一步凸显。不少调查结果显示，IIT 项目管理面临成果产出、进度、质量、预算执行、分中心管理、受试者保护与项目团队临床研究能力等挑战（图 5-1）。

不少国内高校对 IIT 项目管理方式进行了积极探索，出现了新的不同于基础研究的管理方案和模式。表 5-1 描述了部分国内高校资助项目设置、立项、过程管理和结题考核等情况。可见，三所高校普遍针对临床研究项目的管理制定了管理办法，且对临床研究项目执行给予技术支持，过程管理中都采用边管理边培训模式对临床研究项目进行管理。如笔者机构制定了项目管理办法（可参考附录模板 5.1），管理办法明确了项目资助条件、立项管理、实施过程管理和结题管理等要求，并根据管理过程中实际要求进行了更新。

临床研究中心等部门对项目的管理除了需要变更管理内容以外，更需积极采用新的管理理念和方法提升项目管理效率。风险管理模式克服了现场监查等传统监管模式耗费人力和物力的弊端，它可以有效地发现潜在的风险。我国已将风险质量管理体系的建立列入《药物临床试验质量管理规范》中。由于 IIT 项目的特殊性，目前针对 IIT 项目管理规范尚未完善，各种管理主体水平不一，也难以满足新兴领域（如涉及基因重组技术的临床试验）的要求。因此，临床研究项目管理部门应该及时制定相应的管理办法、配套相关文件，使项目规范持续进展，避免资源浪费、无法得到科学的结论和预期成果等问题的出现。

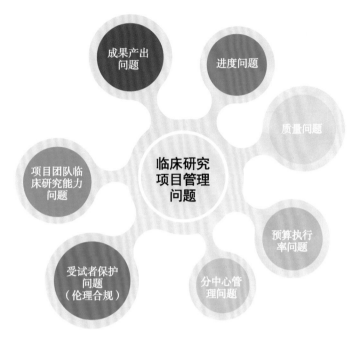

图 5-1　临床研究项目管理常见问题

表 5-1　临床研究中心项目管理情况

机构	项目设置	立项管理	中期管理	结题考核	资助模式
中山大学	临床研究 5010 计划	选题上注重临床问题	提供培训；年度评估	—	分年度投入
北京大学	北京大学临床研究项目	伦理审查；团队构成及资质（主中心协调员制度）	支撑服务；伦理管理；经费变更管理	验收制度	—
上海交通大学医学院	多中心临床研究项目、双百人计划	提供培训辅导；遴选规则创新；伦理审查；团队成员资质审核；考查分中心情况	支撑服务；提供培训；项目中期考核（引入质量评估）；方案变更管理；经费变更管理	项目实施质量；数据验收；经费验收；指导临床实践成果为导向	考核合格后多中心临床研究滚动支持

第二节　临床研究项目管理考量和流程

随着临床研究的高速发展，项目管理的重要性日益显现、不容忽视。笔者机构对于项目的管理在选题立项、研究设计、项目风险管控、完整性与可重复性、预期成果等方面有着不同考量（图 5-2），尽可能从选题立项等多个方面确保并帮助研究者提高临床研究的价值和产出。项目风险管控是项目管理中的重要考量部分，其主要管理和管控与研究风险相匹配的研究方案、病例报告表等关键性文件。

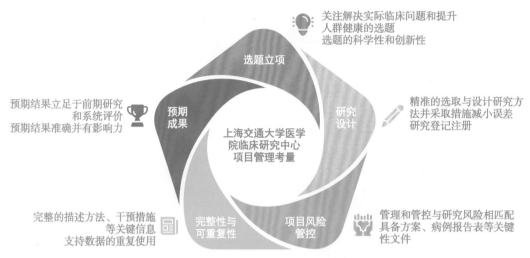

关注解决实际临床问题和提升人群健康的选题
选题的科学性和创新性

精准的选取与设计研究方法并采取措施减小误差
研究登记注册

管理和管控与研究风险相匹配具备方案、病例报告表等关键性文件

完整的描述方法、干预措施等关键信息
支持数据的重复使用

预期结果立足于前期研究和系统评价
预期结果准确并有影响力

选题立项　研究设计　项目风险管控　完整性与可重复性　预期成果

上海交通大学医学院临床研究中心项目管理考量

图 5-2　临床研究中心项目管理考量

目前各国针对 IIT 的管理法规和模式有着很大的差异，但总体依据研究对受试者的风险大小、药品上市情况和已有医疗实践状况进行风险分层管理。国内暂无明确针对 IIT 管理的相关法规，监管基本模式类似于美国。国内相关法规初步提出了规范 IIT 项目管理的流程，但尚未基于风险对项目进行评价与管理。笔者机构结合风险管理目标探索了一套相对成熟的临床研究项目管理流程，包括立项管理、实施过程管理与结题管理三个部分。如图 5-3 所示，在立项管理中，项目管理部门发布项目申报通知，收集项目组材料后进行形式审查，并邀请专家进行会议审评，根据审评结果确定项目是否立项。会评时需要邀请流行病学与统计学专家及临床医学专家共同审议，更加注重临床研究本身选题的意义和价值。建议在立项前组织针对性的方法学辅导和培训，以提高申请项目的方案撰写规范性与设计

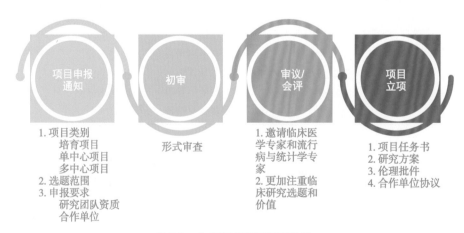

项目申报通知　初审　审议/会评　项目立项

1. 项目类别
　培育项目
　单中心项目
　多中心项目
2. 选题范围
3. 申报要求
　研究团队资质
　合作单位

形式审查

1. 邀请临床医学专家和流行病与统计学专家
2. 更加注重临床研究选题和价值

1. 项目任务书
2. 研究方案
3. 伦理批件
4. 合作单位协议

图 5-3　临床研究项目管理流程

的科学性。在过程管理中，一方面，项目管理部门可对项目组提供技术支撑和培训，进行定期甚至实时质量管理和项目监测。另一方面，会采用质量评估或督导会议的方式进行过程管理。在结题管理中，项目管理部门对项目组数据及财务进行验收，根据临床研究结果考量项目是否继续滚动支持。

第三节　临床研究项目管理内容

在项目立项管理、实施过程管理与结题管理三个环节分别有相应的管理职责和内容（图5-4）。

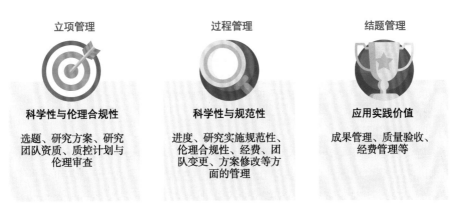

图5-4　临床研究项目管理内容

一、临床研究项目立项管理内容

IIT 项目的立项管理是在项目立项阶段对项目进行科学性、可行性、伦理性的整体评估，是研究启动前质量控制的关键环节。立项管理是一个复杂的体系，可涉及临床研究中心、学术委员会、伦理委员会、审计、财务、科研等医院职能部门与临床科室的相关人员等。

对于基础或其他的应用型科研项目，在申报和立项阶段，科研管理部门更多承担的是组织申报、材料审核、上传下达的工作，科学性由申请人自行承担。政府发布资助的项目一般在项目申报评审后，按照立项通知，组织将立项文件递交、审批。经费来自企业的横向项目，包括部分新药研发项目，管理部门采取以合同审批为主的备案制，涉及受试者权益和安全的问题需要伦理委员会管理。

临床研究的立项涉及伦理、经费来源等诸多方面因素。一方面对于国家资助的纵向课题，预申报时，可由临床研究中心牵头，进行针对性培训辅导，支撑课题组完善设计，确保方案的科学性、伦理性、可行性，尽量提升中标率，也可加速中标后项目的启动工作。另一方面对于医院内部或者企业资助的临床研究，立项评估体系缺乏系统性和完整性，及时、准确的立项评估对于合理分配资源、保护受试者、促进医疗水平的提高具有重要意义。

临床研究中心等部门组织开展立项工作时，可分别对研究选题、研究方案、团队资质、质量控制计划、风险管理等方面进行评估（图5-5）。评估研究选题时，需要在强调创新性和临床意义的前提下考虑方法学的科学性；评估质量控制计划时，关注其可行性。立项评估内容和总结评估结果时,具体内容和指标的权重需根据管理部门的立项目标、项目类别等因素进行权衡。

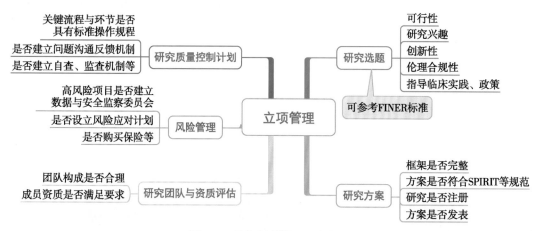

图 5-5　项目立项管理实践内容

(一)研究选题评估

研究选题需要立足于临床实践但又优于临床实践,其评估恰当与否需要根据研究结果及其影响力来证实。研究选题评估可参考 Brain 等提出的 FINER 标准,即具备可行性(feasible):有充足的研究对象、技术专家,时间和经费足够,规模可控;研究兴趣(interesting):研究者、同行和社会群体对于研究结果感兴趣;创新性(novel):新发现或对既往研究发现的确证、反驳或延伸研究;符合伦理学规范(ethical):能获得伦理委员会等的批准;与科研领域、临床策略的相关性(relevant):能够指导临床实践或政策。

(二)研究方案评估

研究方案评估可考虑框架是否完整、方案是否符合《SPIRIT 2013 声明:定义临床研究方案标准条目》(standard protocol items: recommendations for interventional trials,SPIRIT)等规范、研究是否注册和方案是否发表等。临床研究框架的形成推荐参考 PICOT 和 PICOS标准,即研究人群(population):目标特定的研究人群是什么;干预措施(intervention):研究的干预措施如何;对照设置(comparison):针对干预措施设置的对照组是什么;终点指标(outcome):研究目标及其对应的终点指标是什么;评价时点(time):评价终点指标的恰当时间是什么。研究方案的撰写通常需与其结果汇报相对应。研究设计(study design):临床研究的设计方法。常用临床研究方案评价的参考规范 SPIRIT、观察性研究报告规范(strengthening the reporting of observational studies in epidemiology,STROBE)、诊断性试验报告规范(standards for reporting diagnostic accuracy studies,STARD)、预后研究报告规范(transparent reporting of a multivariable prediction model for individual prognosis or diagnosis,TRIPOD)、随机对照临床试验报告规范(consolidated standards of reporting trials,CONSORT)。此外,在研究开始前,研究方案需在临床试验注册网站上进行注册,常用的注册网站包括 www.clinicaltrials.gov 和 www.chictr.org.cn。

(三)研究团队与资质评估

研究团队的人员结构合理、资质合规、职责清晰、项目组分中心分工明确是一项高质量临床研究顺利开展的重要保障。团队构成可参考第三章,具体构成可根据研究方案确定,需要注意尽量包括统计分析专员。此外,DSMB 是根据研究方案需求而设立的一个外部独立的审查委员会。在临床研究进行中,更公正、独立地对安全性数据、疗效结局指标进行分析,最大限度保证受试者的利益,控制研究带来的风险。DSMB 成员是多学科的,视情况应包括医学(相关专业背景的医师)、临床药理学或毒理学、流行病学、统计学、临床试验管理与伦理学的专家。

研究资质主要是指人员资质和研究机构开展研究所需的条件支持。人员资质的评价主要结合临床研究项目中的授权分工,根据其教育背景、工作经历、执业资格、相关法规熟悉程度、协调能力等方面进行综合评价。其中,研究者资质包括临床经验、临床试验相关法规培训、临床试验技术水平考核、相关仪器设备操作水平等。参加临床试验的人员均须获得 GCP 培训证书。发起或参与 IIT 研究的研究机构应具备研究开展所需的条件支持,如研究所涉及的软件、硬件配备和药物,患者诊治量要与入组例数相匹配。此外,对于高风险研究,如涉及未上市药物临床试验、超适应证用药等临床研究,建议在获得国家药品监督管理局认定的国家药物临床试验机构开展。

(四)风险管理评估

临床研究项目风险分为自身性和人为性两类。自身性风险不仅来自药物或干预措施本身,也来自研究方法及设计;人为性风险指法规制度不健全、研究者失误、研究队伍不稳定、经济性等原因带来的风险。其中,受试者在参加临床研究时可能受到生理损害、心理危害、隐私侵犯、个人信息资料泄露及经济侵犯等多方面的风险。目前大多数研究机构的伦理委员会对 IIT 项目进行审批、评估风险,一般为定性评估,笔者机构采用客观定量的方法评估风险,并对风险进行应对和监控。常见的高风险 IIT 研究包括超说明书用药的临床研究、针对特殊人群的临床研究及新技术应用的临床研究。伦理审查与知情同意是保障受试者权益的主要措施,而临床试验保险是风险转移和保障受试者权益的重要手段之一,发起临床试验的研究机构可以投保来保障无过失损害及因方案设计引起的损伤。因此,在临床研究立项阶段就应对其风险进行识别和评估,从而制订相应的防范措施。临床研究的风险决定了监查的力度和程序,明显存在风险试验必须设立 DSMB。

(五)研究计划评估

在开展临床研究过程中,尤其是多中心研究,由于研究者水平各异,各项目组牵头单位对中心管理能力、审核力度不同,研究数据质量和真实性难以确认等问题,主要研究者如何管理好多个项目组分中心,保证入组进度、病例质量,顺畅传递中心指令和信息等十分重要。为了规范有序地开展研究,在准备阶段,需制订临床研究项目计划,主要包括项目质量控制 SOP、统计分析计划、数据管理计划、入组计划、受试者随访计划。其中,统计分析计划书在试验过程中可修改、补充、完善,在数据锁定时必须以文件形式确认,以便谈及分析时执行。此外,需建立定期例会制度,及时沟通项目进度,反馈存在的问题,并提出解决方案,明确下一步工作和时限;通过电话、手机随访 APP、微信、在线平台提醒功能等办法,提醒和督促研究者,同时保障受试者依从性。

二、临床研究项目过程管理内容

项目过程管理一直是科研管理的难点,对于非临床研究类的项目而言,常用的是——

根据项目的不同分级，要求项目负责人对于项目的成果和进展定期汇报，项目的主管部门和承担单位一般以年度为单位要求课题负责人提交阶段报告、中期报告，或组织中期评审，评审结果与后期资助挂钩，例如国家自然基金所资助的全部项目类型，均要求负责人每年年底就年度进展提交报告，包括实验进度、阶段成果和未解决的问题等。但整体科研项目的评价标准，还是依据结题时的成果和人才培养等考核指标。

临床研究实施过程中整个方案的执行依从、人员配置等均对研究预期结果造成影响，因此，有必要由具有技术平台作用的临床研究中心，在研究过程中提供技术支撑和培训，且对实施过程进行定期甚至实时质量管理和项目监测。

过程管理主要关注以下方面：研究进度与随访管理、研究开展的规范性、伦理跟踪审查、研究经费管理、研究团队变更管理和研究方案修改管理等（图5-6）。在实际管理过程中，承担单位内部可根据项目的变更情况采用审批或备案制度，同时为了增加临床科研人员的自主性，建议明确正面、负面清单，充分利用临床研究管理平台，对于改动应有详尽的记录，从而做到可溯源的精准管理。

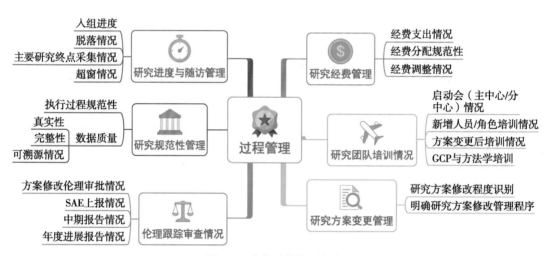

图5-6 实施过程管理内容

SAE. serious adverse event，严重不良事件；GCP. 药物临床试验质量管理规范。

1. 研究进度与随访管理 研究进度与随访管理是IIT过程管理的重要内容，临床研究管理部门可以通过筛选率、入组率、脱落率、主要研究终点完成率、超窗率、失访率等来评估项目开展和落实情况，分析存在的问题和原因，并督促研究团队采取相应措施进行管理。项目管理部门根据项目管理计划及受试者随访计划来考察项目是否按照计划执行。

2. 研究规范性管理 临床研究执行过程的规范性直接影响数据的科学性、完整性、准确性和真实性。目前并无相关法规明确规定IIT项目质量操作规程。根据多家医院的IIT项目管理经验，IIT项目过程管理中对其规范性的管理主要根据研究方案内容、结合研究实施的各个环节进行管理，主要包括：①知情同意过程；②筛选/入组；③随机化管理；④盲法；⑤方案依从性；⑥生物样本的采集和检测；⑦数据采集；⑧项目执行过程记录情况/文件管理等。过程管理中，项目管理部门可根据质量控制计划考察项目是否按照计划进行质量控质。

3. 伦理跟踪审查 临床研究执行过程中,研究项目组有义务根据伦理委员会要求提交研究方案修正申请、研究进展报告、严重不良事件报告、违背方案报告、暂停/终止报告、结题报告等。临床研究项目管理部门需要根据项目管理计划,有计划地提醒和督促 IIT 项目进行伦理文件的更新或审批。

4. 研究经费管理 IIT 的经费管理的实施办法是根据立项部门要求,按照预算批复数、实际到位数、实际支出数、应付未付数、预算执行率等指标进行管理,其中劳务费和受试者补贴费用单列,受试者补贴标准需经伦理委员会审批通过。目前对于 IIT 经费管理,承担单位大多能够做到单独核算、专款专用、及时入账和分配,其中难点主要集中在人员经费的使用和整体项目经费使用进度两个方面。临床研究的数据采集、录入、随访、协调等工作,需要较为专业的人员来完成,工作量较重,对成果的贡献不亚于基础实验室的工作。经费使用进度滞后不仅由于项目经费支出困难,还与项目进度和编制预算偏离实际有关。建议设置经费预算的数据分析专项,同时对于临时聘用人员劳务费用和受试者的费用,可以由临床研究中心制定相应的管理办法,优化经费使用流程,以便能够推进项目组人员经费的使用。项目进度方面,中心方法学团队可派 PM 培训及协助助理研究者加快项目进度,此外,依靠高效项目预算调整流程和制度审批,也能够起到一定作用。涉及多中心的项目,还要注意分中心经费拨付情况(及时、准确、与计划任务书一致),发放是否规范,是否存在挤占、挪用、虚假信息等违规情况。

5. 研究团队培训情况 临床研究项目实施过程中,研究团队授权分工情况、研究人员、项目组分中心的依从性会显著影响研究的质量。临床研究管理部门有必要了解启动会情况、新增人员/角色培训情况、方案变更后培训情况、人员 GCP 与方法学培训情况。

6. 研究方案修改管理 研究方案是一个"动态"文件,与 IST 不同,IIT 在实施过程中可能经常需要修改研究方案。监督和管理研究方案,包括设计和实施的修改,是 IIT 项目过程管理的要点和难点之一。

研究方案的修改可分为重要修改和非重要修改。英国药品和健康产品监督管理局(Medicines Healthcareproducts Regulatory Agency,MHRA)定义重要方案修改为以下几个方面:①影响受试者的安全或身心健康;②影响临床研究的科学性;③影响临床研究的实施和管理;④影响干预产品(药品)的质量或安全性。在具体实践中,可将方案修改分为 3 类:一是重要修改且更改了研究目的;二是重要修改但未对研究目的进行修改;三是非重要修改。

对研究方案修改的管理措施是根据其修改的性质和程度决定的。重要研究方案修改可提交临床研究中心或进行科学性审核,对于纵向的科研计划应按照管理办法要求发布单位批准后(或备案)执行。其中更改了研究目的的需重新评估研究创新性,同时需修改注册信息。非重要方案变更无需申报临床研究中心审批,但需上报备案。

三、临床研究项目结题管理内容

IIT 项目研究的期限到期或提前完成时,临床研究项目开展结题和验收,一般采用书面报告和/或会议答辩、专家评议的形式组织进行。各个项目组根据研究开展的实际情况,申请提前或者适当延期进行。

项目结题验收时,成果是一项重要的指标,包括产生可在医疗机构推广应用的、改善临床诊断或治疗的新方法,研制出可推广给产业界和医药机构的新药品或医疗器械等成果,具体形式包括制定或优化临床指南、撰写临床研究论文、技术转化与建立数据网站等，结题考核时可以就表 5-2 所示内容进行考查。与基础研究成果相比，阴性或阳性临床研究结果都有一定的价值。临床研究管理部门可以通过临床研究结果的评估、项目预期成果等多方面因素决定是否继续滚动支持。

验收评价的过程中，建议考虑以下几个因素：一是整个研究过程中的违背、修改方案，如改动较大应在申请修改时予以驳回，或重新立项。二是考察分期资助的项目的可延续性，一项好的临床研究项目可以是阶段性的，可以得到持续资助。三是项目的实施是否具有临床应用和推广的价值。四是经费使用情况是否合理合规，支出与项目相关性、执行率如何。

在整体项目的结题验收过程中，临床研究中心除应做好成果的登记、收集，以及验收的组织工作外，还需要对项目组数据进行核查和技术评估总结，项目管理部门需要根据项目组产出的成果与数据核查的结果综合评估是否继续滚动支持此项目或要求重新立项。技术支持可以协助验收相关临床数据、出具相关统计或数据报告等工作。在验收工作结束后，还应重点关注资助后的项目追踪，可以与课题组合作发表论文、对临床研究数据进行挖掘。对于高质量的临床科研成果，需制订并做好研究转化的支持工作。

表 5-2　项目相关成果情况

1	临床指南	主持、参与制定的诊疗指南、规范
2	撰写论文	临床研究论文发表情况
3	技术转化	国内外专利授权情况，可分别考察发明专利授权和实用新型专利授权情况，以及产品技术转让情况
4	数据网站	临床可用数据库和网站建设情况
5	人才培养	引进优秀人才情况，培养博士生、硕士生等情况
6	获奖情况	获得国家级奖项、省部级奖项等情况
7	其他成果	新增与项目相关的国家级课题、国内 / 国际多中心临床研究等的情况

第四节　临床研究结题后管理实践案例

任何临床研究的解读都应基于所有可及的证据，包括主要终点、次要终点、安全性终点，而非单一的研究终点。临床研究达到主要研究终点的统计学显著性，是新的治疗措施进行临床推广的必要条件，但并不是充分条件。研究的全部结果需要被各个利益相关方从不同角度仔细审视，包括监管部门、申办方、期刊编辑和审稿人、临床研究者、指南制定者、临床医师、患者等。临床研究结果是否能够改变现有的临床实践需要对研究结果，以及更早的相关研究进行深入解读。仔细审视临床研究结果，鼓励批判性思考，可能有助于决定研究结果是否可以应用到临床实践中。

项目结题后，项目管理部门需根据临床研究结果考量是否有必要对项目继续滚动支持，而仅根据试验主要结局的阴性或阳性结果判断存在一定的缺陷，笔者团队通过对主要结局阴阳性结果的分析解读，提出了结题后管理的考量点，具体如下。

【结题后管理——基于阴性结果的评估考量】

仅根据 $P < 0.05$ 判定所有研究结果的阳性、阴性,似有偏颇。一项设计优良的临床研究的可靠性源自其预先设计的研究假设,从而避免在进行数据探索性分析时得出假阳性结论。尤其在 IIT 研究中,有时阴性结果同样可以指导临床诊疗,用充足的证据指导临床实践,从而避免一味地信奉"新"方法带来的风险与资源浪费。

除本身具有价值的阴性结果外,若一项研究结果为阴性时,还可以从 12 个方面来判断是否真正的无效:①有其他获益吗?②研究的把握度是否不足?③主要结局选择或定义是否恰当?④研究人群是否恰当?⑤治疗方案是否合理?⑥研究实施过程是否存在缺陷?⑦可以声明非劣效性结论吗?⑧亚组分析是否发现阳性信号?⑨次要结局显示阳性结果吗?⑩改变分析方法是否有可能改变结果?⑪与其类似研究结果一致吗?⑫是否有强有力的生物学理论支持佐证结果?

亚组分析发现阴性信号案例

在一项评估帕博利珠单抗(pembrolizumab,俗称 k 药)联合或不联合化疗对比单纯化疗用于晚期胃或胃食管交界部(gastro-oesophageal junction,GEJ)腺癌患者的疗效和安全性的研究中,研究人群选取的是 PD-L1 阳性(CPS≥1)、人表皮生长因子(*HER2*)呈阴性及局部晚期不可切除的或转移性胃和 GEJ 腺癌。研究分组分为免疫单抗组、免疫联合化疗组和单纯化疗组(图 5-7),选用的主要终点指标为总生存时间(overall survival,OS)和无进展生存(progress free survive,PFS)。

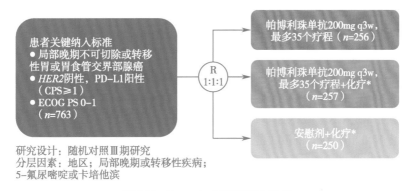

图 5-7 Keynote-062 研究的设计

* 表示化疗方案:顺铂 80mg/m² q3w + 5- 氟尿嘧啶 800mg/m²/d,连续 5 天 q3w
或卡培他滨 BiD d1-14 q3w(根据国家指南,顺铂可能被限制在 6 个周期内)。

研究结果显示,单药组对比化疗达到了非劣效性终点,但免疫联合化疗组的 OS 和 PFS 没有显示优于单纯化疗组。亚组研究分析,在 CPS≥10 患者中,单药组 OS 较单纯化疗组显著延长,免疫联合化疗组 OS 较单纯化疗组没有显示优效性。这个结果有以下提示:一方面,免疫联合化疗的方法并没有明显获益;同时提示免疫联合化疗方法治疗胃癌可能会带来不利影响,免疫联合化疗组在 CPS≥1 患者中并没有显示明显获益,另一方面,在 CPS≥10 患者中免疫联合化疗组的疗效不如免疫单抗组。原因可能与胃癌本身的生物学特性有关,也可能和化疗方案的选择有关。

总之,这是一项阴性结果的研究($P > 0.05$),在 CPS≥1 人群中没有达到预定的 OS 和 PFS。

但并不能因此否定这项研究的价值，因为研究亚组分析表明帕博利珠单药可使 CPS≥10 的人群获益，而这部分人群在 CPS≥1 人群中约占 1/3，同时该药还具有更好的安全性。这一结果对胃癌临床诊疗方案的精准化施行提供了有力的证据，也为下一步研究的展开提供了良好的思路。

【结题后管理——基于阳性研究结果的评估考量】

反观之，当一项研究结果为阳性，并不完全等于真实疗效证据可靠，同理，我们可以从 11 个方面来判断是否真正的获益：① $P<0.05$ 就是强有力的证据吗？②治疗的获益是否具有临床意义？③主要结局在临床上是否重要，以及内部一致性如何？④次要结局是否支持研究结论？⑤研究结论是否在重要的亚组之间保持一致？⑥样本量是否够？⑦研究是否提前终止？⑧治疗的安全性问题是否抵消了治疗效果？⑨治疗效果和安全性之间的平衡是否存在患者特异性？⑩研究设计和执行是否存在缺陷？⑪这些结果适用于我的患者吗？

$P<0.05$ 就是强有力的证据吗？REGARD（JVBD）研究是一项雷莫昔单抗（ramucirumab）单药治疗胃癌的Ⅲ期临床试验，其主要终点指标采用的是 OS。研究结束时，治疗组的中位 OS 为 5.2 个月，对照组的中位 OS 为 3.8 个月，对两组的差异性进行生存分析所得到的风险比（hazard ratio，HR）为 0.776，对应的 P 值为 0.047。

当 REGARD 研究结果被提交至 FDA 进行审评时，FDA 提出其主要终点指标结果为临界阳性，并且基线（地区、性别）存在潜在的不均衡，尤其在女性中表现不佳（HR=1.426，0.852～2.405）。FDA 关于提供人用药物和生物制品有效性的临床证据的行业指南指出，一项多中心 RCT 的新药研究需要证明其对死亡率、不可逆的发病率和严重疾病的预防具有临床意义，对 REGARD 研究结果的再确认试验，无论在实践上和伦理上都是不可能的。因此，这项研究可能需要另一项 RCT 提供更多可靠的证据。

于是申办方又提供了另一项雷莫昔单抗的研究 RAINBOW（JVBE）的结果。RAINBOW 是一项雷莫昔单抗联合紫杉醇与安慰剂联合紫杉醇治疗胃癌的多中心随机双盲临床研究，主要终点指标同样是 OS。数据显示研究药物显著地改善了患者的 OS，其中位 OS 差异为 2.3 个月且 HR 为 0.807（0.678～0.962；$P=0.016\ 9$）。在 RAINBOW 研究中，基线数据的均衡程度有大幅度改善，且在女性患者中疗效也表现良好。基于 REGARD 和 RAINBOW 两个研究的结果，FDA 批准了雷莫昔单抗的原始上市申请，即单药和联合用药都被批准用于晚期胃癌或 GEJ 腺癌的治疗。这段质疑的过程为原有分析带来了完善和补充，也同时提醒我们，在得到阳性结果时不能盲目断定研究对象的价值。

研究结果是评估一项科学研究是否有可延续性的重要证据，但不是临床研究管理部门决策是否对项目滚动支持的唯一考量。与基础研究有很大区别的是，临床研究表面的阴性结果不一定代表项目整体上的失败，非劣效的结论或亚组分析的阳性结果仍可能对临床有实际指导意义；而阳性结果也不意味着为临床提供了可靠和实用的证据。在 IIT 项目的结题管理中，对于阴性结果的研究，建议项目管理部门引导专家评估组对其充分考量，发掘隐藏在阴性结果之下的其他临床价值；对于阳性结果的研究，项目管理部门可依照评估体系在保证研究质量和科学性的基础上，引导专家组对其后续的临床研究价值做出判断。从管理的角度，对课题是否滚动支持须从临床实际价值、科学的结果解读及项目执行质量方面综合考量。

TIPS

1. IIT 项目可由专职项目管理部门和项目组分层管理。其中 IIT 项目管理部门承担临床科研管理工作，具体包括立项管理、实施过程管理和结题管理。适宜的临床研究项目管理办法可有效帮助研究者跨越政策性瓶颈，提高临床研究的实施效率和产出。

2. 立项管理涵盖了对选题、研究方案、研究团队资质、质量控制计划与伦理审查的评估，重点关注选题意义和创新性、方法学科学性和伦理合规性；过程管理主要是对项目实施进度和质量进行评估，包括方案修改、伦理跟踪审查、团队变更、研究进度与随访、研究规范性和经费管理，重点关注科学性、规范性和可行性；结题管理主要包括成果管理、质量验收和经费管理，临床研究成果包括临床指南的制定与修改、论文发表与技术转化等，与基础研究成果相比，临床研究无论是阴性或阳性结果都有一定的价值，重点关注研究结果是否指导实践或优化证据。

3. 临床研究中心项目管理需要多部门、多学科人员参与，建议注重临床研究全过程中方法学专家及专职技术人员的组织、协调。

4. 本章相关 SOP 模板：模板 5.1　多中心临床研究项目管理办法；模板 5.2　临床研究团队项目管理 SOP。

参 考 文 献

[1] 中山大学. 中山大学临床医学研究 5010 计划管理办法 [EB/OL].（2008-09-02）[2020-05-22]. http://www.gzsums.net/dangjian_5915.aspx.

[2] 北京大学第三医院. 关于北京大学临床研究项目的申报通知 [EB/OL].（2010-01-20）[2020-05-22]. https://www.puh3.net.cn/kygz/kykx/15537.shtml8.

[3] FDA. Guidance for industryon oversight of clinical investigations—a risk-based approach to monitoring[S]. Silver Spring: MD，2013：48173-48174.

[4] EMA. Reflection paper on risk based quality management in clinical trials[S]. Lodon：EMA，2013：1-15.

[5] ICH. Guideline for good clinical practice E6（R2）[EB/OL].（2016-11-09）[2020-05-22]. http://www.ich.org/products/guidelines/efficacy/efficacy-single/article/integrated-addendum-good-clinical-practice.html.

[6] ISO. ISO 31000：2018，Risk management － Guidelines[EB/OL].（2018-02-14）[2020-05-22]. https://www.iso.org/standard/65694.html.

[7] 吕文文，张维拓，谢丽，等. 研究者发起的临床研究项目实施过程质量评估指标构建探讨 [J]. 中国新药与临床杂志，2019，38（2）：85-89.

[8] 康玫，李宪辰，曹佩，等. 研究者发起的临床研究立项质量评估探讨 [J]. 中华医学科研管理杂志，2019，32（5）：392-396.

[9] ALEMAYEHU D，ALVIR J，LEVENSTEIN M，et al. A data-driven approach to quality risk management[J]. Perspect Clin Res，2013，4（4）：221-226.

[10] 中共中央办公厅，国务院办公厅. 关于深化审评审批制度改革鼓励药品医疗器械创新的意见 [EB/OL].（2017-10-08）[2020-05-22]. http://www.gov.cn/zhengce/2017-10/08/content_5230105.htm.

[11] TABERNERO J，BANG Y J，FUCHS C S，et al. KEYNOTE-062：Phase III study of pembrolizumab（MK-3475）alone or in combination with chemotherapy versus chemotherapy alone as first-line therapy for

advanced gastric or gastroesophageal junction（GEJ）adenocarcinoma[J]. J Clin Oncol，2016，34（suppl 4）：TPS185-TPS185.

[12] BORGHAEI H，PAZ-ARES L，HORN L，et al. Nivolumab versus docetaxel in advanced nonsquamous non-small-cell lung cancer[J]. N Engl J Med，2015，373（17）：1627-1639.

[13] POCOCK S J，STONE G W. The primary outcome fails — what next? [J]. N Engl J Med，2016，375（9）：861-870.

[14] DRAZEN J M，HARRINGTON D P，MCMURRAY J J V，et al. The primary outcome is positive — is that good enough?[J]. N Engl J Med，2016，375（10）：971-979.

第六章

临床研究教育培训

临床研究的准备和运转离不开临床研究专业团队的支持。然而目前我国医学高校极少具有系统的临床研究方法学和科学的培训体系，难以为我国临床研究领域输送充足的人才。我国临床研究处于快速发展的阶段，开展临床研究方法学人才教育和专项培训可以培养专业化临床研究人才，满足大规模临床研究所需的团队建设需求，产生高水平临床研究。

临床研究方法学（clinical research methodology）是专门用于指导和开展临床研究的科学理论和方法，是一门以疾病的诊断、治疗、预后和病因为主要研究内容的交叉学科，它既是一门临床医学的支撑学科，也是一种科学的方法学。作为服务于临床研究过程的实践学科，临床研究方法学有其独立的研究范畴和学科体系。临床研究方法学以临床研究本身为研究对象，以保障临床研究科学性、研究质量、伦理合规为目的。临床研究方法学作为一门新兴学科，正在形成规范化的知识体系和建立本学科专属的方法论，其学科内容涉及临床医学、循证医学、流行病学、统计学、生物信息学、药理学、医学伦理学、卫生经济学、信息技术及管理学，但又有其独立内涵，注重理论与实践相结合，强调学科交叉。近年随着生物技术、数据科学、人工智能等新技术的涌现，又不断有新的发展。

第一节　临床研究方法学专项培训

临床研究者以临床医师为主体，也涵盖了护士、药师、检验师、影像学医师等医学相关工作人员。这一群体应当通过系统的专项临床研究方法学训练掌握基本的研究流程和研究规范，包括研究内容确定、试验方案设计、项目管理、数据收集与管理、统计分析及成果发表与转化等，并了解一定的医学统计学、流行病学研究思维，合理运用于临床研究实践。

一、临床研究方法学培训需求

在一项针对上海某高校附属医院临床医师开展的临床研究能力与培训需求的问卷调查中，绝大多数被调查者都是医学硕士及以上学历，其个人及所在科室都有参与或主持院内甚至国内多中心临床研究项目的经历，具有一定的相关理论基础和操作经验，但是仍自觉缺乏方法学、统计方法、盲法和随机化、样本量估算等方面的知识（图6-1）。被调查的临床医师一致表达出强烈的学习欲望，期望包括临床研究设计和文章撰写、研究方法、统计、试验管理等多个领域的专业化培训（图6-2）。

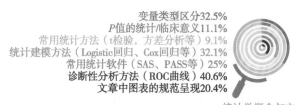

变量类型区分32.5%
P值的统计/临床意义11.1%
常用统计方法（t检验，方差分析等）9.1%
统计建模方法（Logistic回归、Cox回归等）32.1%
常用统计软件（SAS、PASS等）25%
诊断性分析方法（ROC曲线）40.6%
文章中图表的规范呈现20.4%

统计学概念与方法

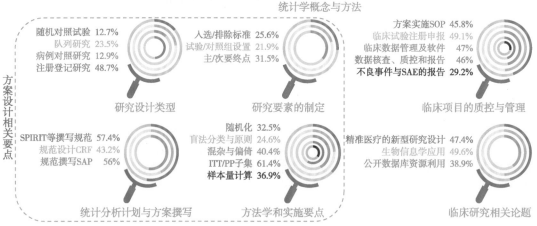

方案设计相关要点

随机对照试验 12.7%
队列研究 23.5%
病例对照研究 12.9%
注册登记研究 48.7%

研究设计类型

入选/排除标准 25.6%
试验/对照组设置 21.9%
主/次要终点 31.5%

研究要素的制定

方案实施SOP 45.8%
临床试验注册申报 49.1%
临床数据管理及软件 47%
数据核查、质控和报告 46%
不良事件与SAE的报告 29.2%

临床项目的质控与管理

SPIRIT等撰写规范 57.4%
规范设计CRF 43.2%
规范撰写SAP 56%

统计分析计划与方案撰写

随机化 32.5%
盲法分类与原则 24.6%
混杂与偏倚 40.4%
ITT/PP子集 61.4%
样本量计算 36.9%

方法学和实施要点

精准医疗的新型研究设计 47.4%
生物信息学应用 49.6%
公开数据库资源利用 38.9%

临床研究相关论题

图 6-1 临床医师临床研究能力调查结果

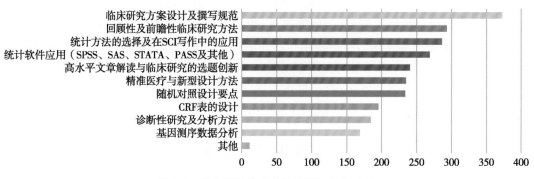

临床研究方案设计及撰写规范
回顾性及前瞻性临床研究方法
统计方法的选择及在SCI写作中的应用
统计软件应用（SPSS、SAS、STATA、PASS及其他）
高水平文章解读与临床研究的选题创新
精准医疗与新型设计方法
随机对照设计要点
CRF表的设计
诊断性研究及分析方法
基因测序数据分析
其他

图 6-2 临床医师最感兴趣的课程分布情况

　　我国具有庞大的患者资源,开展临床研究具有充足的优势,同时,临床医师有为患者提供更有效、安全的治疗的意愿,有较强烈的科研需求。如何充分利用我国丰富的病例资源,使之科学、安全地转化为临床研究资源,进而提高医疗服务能力,是下一步卫生健康领域的科技创新重点。而医师作为医院的核心队伍,其科研能力和创新程度决定着医院的核心竞争力,乃至未来临床科研的发展水平。因此有必要针对性地开展临床研究培训,提升临床医师的科研能力。同时,临床医师掌握临床科研的基本研究流程,有助于其提升与临床科研人员的协作效率,对多个学科的整合也大有裨益。

二、面向临床研究者的临床研究培训体系

　　临床研究培训对象包括以临床医师为主体的医务人员、技术人员及医学相关专业的实习、轮转学生。培训内容涵盖临床研究概论与选题、研究设计、方案撰写、项目管理与质量

控制、数据采集与管理、统计分析与软件使用、组学分析与解读、研究报告与发表、研究者发起的研究案例分析等方面。建议根据培训对象的层次和角色,打造设计知识点不同的培训课程。

(一)针对临床医师开展的培训

美国临床研究教育培训的主要目标是培养具有多学科背景的研究型临床医师,1964 年 NIH 首次设立了医学科学家培训项目,除此之外,美国大学院校通过系列培训项目为临床医师提供非学位的桥接式课程,并颁发课程证书,如美国加州大学旧金山分校的传统高级临床研究培训项目。我国近几年也开始有院校提供针对研究者的系列培训项目,比如上海交通大学医学院、沈阳药科大学等院校。国内外部分高校及医院均有面向临床医务人员的临床研究系列培训课程(表 6-1)。

表 6-1 国内外面向医师的临床研究培训

国家	单位	培训项目	培训对象
美国	美国 NIH- 杜克大学合作	临床研究培训支持项目(K 系列)	临床研究者
美国	美国加州大学旧金山分校	传统高级临床研究培训项目(ATCR)	临床研究者
英国	牛津大学	博士奖学金计划 定期专业培训	临床研究者
中国	上海交通大学医学院	临床研究专业人才全链条培养体系	临床研究者
中国	沈阳药科大学	临床研究管理专业能力培养项目	医药相关领域中高层专业及管理人员

(二)针对临床专业学生开展的教学与培训

临床医学生是未来的临床医务工作者,也是未来开展临床研究的主力军。国外对医学生的教育与培训开展较早,已经形成相对成熟的教育培训体系。如加州大学旧金山分校为学生提供知识点全面的必修课和以通识为目的的选修课,课程内容比较全面。日本东京大学开设"临床研究培育计划",将学生、学员课程分为方法学为主线的临床研究讲座及疾病学科为主线的个人课程两部分。近几年国内医学院校也开始对临床医学专业学生进行授课,相关授课内容和培训对象见表 6-2。

表 6-2 国内外面向医学生的临床研究方法学课程 / 培训项目

国家	单位	课程 / 项目	对象
美国	加州大学旧金山分校	学分制高级临床研究培训项目(ATCR)	包括临床医学生
美国	阿肯色医科大学临床与转化研究中心	职业发展指导计划(KL2) 博士培训计划(TL1)	研究生
日本	东京大学	临床研究者培育计划	本科生到实习医师
英国	牛津大学	博士奖学金计划 / 定期专业培训	研究生
中国	上海交通大学医学院	临床研究方法学	八年制临床医学生

三、临床研究培训课程资源

临床研究人员可根据需要,学习临床流行病学、循证医学、统计学、项目管理与质量控制等课程。虽然至今并无完整系列的临床研究方法学课程资源,但还是有部分国内外课程资源供参考(表 6-3)。此外,国内还有很多高校、医院、企业等提供线上线下临床研究培训课程,如中山大学肿瘤防治中心临床研究部定期举办的临床研究沙龙、药明康德津石医药提供的 CRC 岗位技能培训系列课程等。

表 6-3　国内外临床研究相关培训课程资源

单位	课程 / 项目	授课平台	网址
NIH	临床研究规范与准则	NIH 网站	https://ocr.od.nih.gov/courses/ippcrRegistration.html
约翰霍普金斯大学	临床试验的设计和解释	coursera 网站	https://www.coursera.org/learn/clinical-trials#about
NMPA 高级研修学院	GCP 等课程	线上 / 线下	http://www.cfdaied.com/cms/
北京大学临床研究所	国际创新药物研发和管理高级课程	线下	http://pucri.bjmu.edu.cn/cn/basic-75-85.html
中南大学	临床流行病学	学堂在线	https://next.xuetangx.com/learn/csu10021001174/csu10021001174/1104879/video/730968
中山大学	医学统计学	中国大学 MOOC	https://www.icourse163.org/course/SYSU-20016/
上海交通大学医学院	临床研究方法学导论	学堂在线	https://next.xuetangx.com/course/SHJDP1002003281/4191462

四、临床研究方法学专项培训实践案例

已进入临床的潜在科研人员可以通过上文中提到的项目获得临床研究方法学的培训,但难以形成知识体系。而且培训项目通常需要参加人员具有一定的临床科研经验,这种"查漏补缺"的培训存在一定的滞后性,一定程度上不利于高质量临床研究的开展。

笔者机构结合临床研究实践和国际领先的临床研究方法学理论,建设基于实践、服务于科研的临床研究方法学培训体系。落地附属医院,将临床科研人员的专业能力提升阶段前移,从原有的实践过程中发现实施困难再寻求解决方法,转变为具有临床研究理论基础的临床科研人员前瞻性地分析和解决临床问题。落实理论,与国际高水平杂志结合,和指南规范结合,通过分析高水平研究的特征,鼓励临床科研人员基于所学知识,开展国际高水平临床研究。

基于临床研究规律,参考国际经验,笔者机构设计全新教学内容,摒弃传统的填鸭式教学方式,采用分组教学,用大量的案例讨论与实践操作帮助学员切实掌握理论知识、技能,解决学员在临床研究中的困惑与难题。这样不仅能保证学员的学习兴趣和知识点掌握,还

可以教会学员在开展临床研究的过程中如何与团队沟通合作,提升教学效果。

教学内容基于临床研究实践,涵盖临床研究全过程,包括临床研究问题构建、临床研究设计方法、临床研究方案撰写、临床研究的实施和质量控制、统计分析、研究报告与发表、临床研究结果解读 7 个模块(图6-3)。同时,基于临床研究实践中的各个角色分工,设立符合角色的教学目标,并调整各模块中的知识点,将同样的案例从主要研究者(PI)、研究骨干和入门研究人员三个角度解析,因此形成三个层次的临床研究方法学和实践课程,针对性解决临床研究发起者、临床研究管理者和临床研究主要实施者的能力建设需要。

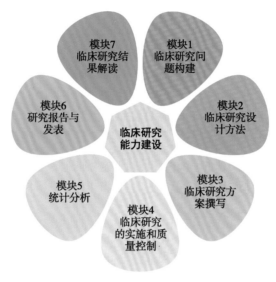

图 6-3　研究者临床研究能力建设培训

第二节　临床研究方法学人才教育

临床研究方法学人才是指经过全面系统化临床研究培训的,能够指导、培训、支撑研究者开展临床研究的临床研究方法学专业人员。

一、临床研究方法学人才教育必要性

目前从事临床研究方法学研究的人员主要由流行病学与卫生统计学培养而来,研究环境很少基于临床实践,难以有针对性地协助临床医师解决临床问题。临床研究与传统流行病学研究相比,存在着显著的特征差异,包括研究目的、研究人群的特征和干预的危险性等。这些特征要求临床研究者除了需要掌握研究设计、临床流行病学与统计学等专业知识以外,还需要了解临床研究实施流程与相关法律法规。因此,临床研究教育应培养出掌握临床研究理论和方法的高素质、复合型的临床研究高级专业人才,为各医院、跨国和本土创新型制药企业、临床研究科研机构、政府监管部门、CRO、学术研究组织(Academic Research Organization,ARO)、临床机构管理组织(Site Management Organization,SMO)等输送高水平的临床研究方法学专业人才。

二、临床研究方法学学科建设现状

美国一直将培养新型临床医学人才放在首位,约60家大学和研究所正在或已经设立了学位制的临床研究方法培训项目。相比之下,国内现行医学教育体系中鲜有针对临床研究方法的系统学科教育。

国内部分高校如北京大学等已经在我国设立二级学科临床研究方法学。2014年清华大学开始招收高级健康管理与转化医学(executive master of translational medicine,EMTM)硕士,授予毕业证书和公共卫生硕士学位证书。北大临床研究方法学学科设在临床医学一级学科之下,于2015年正式开始招生。2017年暨南大学与CRO公司合作设立了临床试验管理学硕士班,专门培养高层次、复合型行业人才。表6-4列出了国内外大学院校临床研究方法学学科名称、学历和培养目标。2020年,首都医科大学成立临床流行病学与临床试验学系,致力于培养具有专业素养的临床试验人才。

表6-4　部分国内外大学院校临床研究方法学学科建设情况

国家	单位	学科/学系名称	学历	培养目标
美国	洛约拉大学	临床研究方法学与流行病学	本科、硕士	培养掌握流行病学、生物统计学知识,临床研究设计与实施技能,把握研究伦理性与科学性的专业人才
美国	加州大学旧金山分校	临床研究	硕士	培养掌握临床研究方法的人才
中国	北京大学	临床研究方法学	硕士、博士	培养掌握临床研究理论和方法,高素质、复合型的临床研究高级专业人才,满足各大科研型医院、跨国和本土创新型制药企业、临床研究科研机构、政府监管部门、CRO/ARO/SMO等机构对此类高级人才的需求
中国	清华大学	高级健康管理与转化医学硕士	在职硕士	培养具有临床研究能力、创新能力和国际视野的医师、科学家和医疗管理者骨干
中国	暨南大学	临床试验管理学	硕士	培养药物技术转化、生产、流通、使用、监管等应用领域的高层次、应用型药学专门人才
中国	首都医科大学	临床流行病学与临床试验学系	—	培养具有专业素养的临床试验人才

三、临床研究方法学学科建设展望

临床研究方法学学科可以从方法学角度为各临床专业建立和完善临床研究平台提供理论、方法和技术层面支持。与医学院校中其他独立学科一样,临床研究方法学有其相对独立的研究范畴、研究领域和研究对象;有特定的概念框架,形成或正在形成规范化的知识体系;也正在逐渐建立本学科专属的方法论。

从理论发展的角度来看,临床研究方法学有巨大的理论研究空间,是学科建设和学科发展的重要领域。近年来临床研究方法不断创新与发展,包括循证医学理论发展,以及临床确证性研究的"金标准"——前瞻性多中心随机对照临床试验的理论与技术体系深入创新与发展，此外还有真实世界研究、大数据与机器学习、临床研究的数据技术与应用、贝叶斯与适应性研究设计等。另外，实践科学领域逐渐理论化、系统化，形成临床研究方法学相关新兴学科。例如监管科学（regulatory science）近年来受到各国药品主管部门的重视，我国国家药品监督管理局于 2019 年发布监管科学行动计划，旨在对细胞和基因产品、纳米类医疗技术、中医、药械组合等 9 个重点领域发挥重要质量管理、评估和监管作用。监管科学是临床研究方法学中的重要部分，为评价产品安全性、有效性和质量开发新工具、标准和方法。同时，为前瞻性制定政策和监管措施提供理论科学依据，弥补了以往先出现公共安全、质量问题，再通过有限时间和基于不完整数据整治乱象的滞后性监管的缺陷。我国在细胞治疗领域曾出现严重的安全事件，迫使监管部门整体叫停相关临床研究，在近年发布管理政策后，研究才逐步重启，使得我国相关领域研究滞后于国际同僚。为避免类似事件出现、保护人民安全、促进临床研究领域发展，我国已开始研究和实践监管科学，未来将需要大量该领域专业人才。

从实践发展的角度来看，操作层面有了许多新的进展。近年来临床研究模式已经开始转变，学科解决实际问题能力不断提升，可操作性不断改善，例如 ISO9000 与文件化管理、电子数据采集管理系统 EDC 和中央化随机与药品管理系统的应用等。同时新技术在临床研究中的应用速度越来越快，例如飞速发展的人工智能等。

TIPS

1. 临床研究方法学是专门用于指导和开展临床研究的科学理论和方法，是结合临床医学、药学、护理学及流行病学、生物统计学等传统医学领域学科形成的交叉学科，并逐渐纳入数据科学、监管科学、实施科学及人工智能等新兴学科的创新方法和理论，持续优化的一门学科。

2. 临床医师与医学生是临床研究的核心人物与未来的研究主力，临床医师应正确定位自身角色和临床科研水平，积极参加临床研究方法学相关培训，增强研究项目经验与能力。

3. 临床研究培训内容忠实于临床研究实践，涵盖临床研究全过程，包括构建研究问题、选择研究方法、撰写方案、项目管理与执行计划、分析数据、文章撰写和解读研究结果等模块，建议基于临床研究实践中的各个角色分工，设立符合角色的教学内容，并调整各模块中的知识点，形成针对 PI、研究骨干、入门研究人员及学生等几个层次的临床研究方法学实践课程，并可利用 NIH 和 NMPA 的培训课程资源。

4. 临床研究方法学人才是经过系统化临床研究培训的，能够指导、培训、支撑研究者开展临床研究的专业人员。开展临床研究方法学人才教育能够为政府部门、产业界、学术组织输送高水平临床研究方法学专业人才，我国部分高校已经建立临床研究方法学学位点。

5. 本章相关 SOP 模板　模板 6.1　进修人员管理 SOP。

参 考 文 献

[1]　WANG C，LIU Q. A turning point for clinical research in China?[J]. Lancet，2013，382（9895）：835-836.

[2]　黄亨烨，张硕，冯铁男，等. 大学附属医院医师临床研究能力与培训需求分析 [J]. 中华医学科研管理杂志，2017，30（4）：293-299.

[3] 首都医科大学. 首都医科大学成立临床流行病学与临床试验学系 [EB/OL].（2020-05-21）[2020-05-21].
    http://news.ccmu.edu.cn/syyw_12977/106279.htm.

[4] 谢丽, 张维拓, 张硕, 等. 中国临床研究方法学的现状与展望 [J]. 中国临床研究, 2019, 32（9）: 1302-1304.

方法篇

| 第七章 |

临床研究方案管理与设计考量

研究设计（study design）是临床研究的灵魂。区别于传统的流行病学与统计学、循证医学等书籍介绍的内容，本章从临床研究设计的一般性考量和规范入手，进一步重点探讨临床医学前沿领域（如干细胞临床研究、人工智能和精准医疗）的临床研究设计方法。结合实际案例，探讨如何在综合考虑研究的特定背景和临床试验特点后量身定制最科学合理的研究设计。

第一节 临床研究设计规范

临床研究设计应包含医学、临床流行病学、统计学、伦理学等多方面的考量与平衡，保证这些考量在实施中能被顺利执行的前提是全面而详尽的文字计划。其中研究方案又是研究设计文件中最重要的一份，故本节将在简介研究设计的内容后，着重介绍研究方案相关的规范与声明，最后介绍研究方案的撰写流程。

一、临床研究设计内容

研究设计是临床研究的核心，临床研究方案（protocol）、统计分析计划（statistical analysis plan，SAP）和病例报告表（case report form，CRF）等又是呈现研究设计的实际方法。这些文件的撰写、审核与确认过程，在保证了研究计划真实可信的同时，又能引导临床研究团队从早期展开多学科合作。虽然不同类型的临床研究会有不同的侧重点，但研究设计所需的文件有一定的共通性，研究设计涉及的常用文件有研究方案、CRF、SAP、随机化方案、监查计划等。

其中临床研究方案是最纲领性的文件，它包括了研究目的、设计、方法学和统计学考量等要素，同时也包括临床研究的背景和理论基础等内容。SAP是比临床研究方案更详细描述实际统计操作的一份独立文件，它包括对主要和次要评价指标及其他统计分析细节的详细描述。CRF、监查计划等文件可参考《药物临床试验质量管理规范》等法规和指南，结合研究的自身属性进行准备。上述文件中，临床研究方案会覆盖研究涉及的各个方面内容，成为研究最核心的文件。一份严谨且规范撰写的临床研究方案，不但能高效地指导团队实施研究，也能成为通过各方机构审核的最有力的证据，甚至可以作为单独的文章发表在科研期刊上。

二、临床研究方案规范

临床研究发展至今，国际上已经有许多规范、指南和声明，可以作为工具辅助研究者在研究初期撰写方案,提高研究方案的质量,保证其完整性、一致性和合理性,同时加快方案审核进度。表7-1列举了一些常用的规范、指南或声明,它们可以在临床研究的不同阶段指导和帮助研究者根据自身研究特点,设计研究并撰写计划和方案。

表7-1 临床研究方案报告的规范化参考、指南和声明

研究类型		参考规范/指南/声明	
Randomised trials	随机试验	CONSORT	
Observational studies	观察性研究	STROBE	RECORD
Systematic reviews	系统综述	PRISMA	
Study protocols	研究方案	SPIRIT	PRISMA-P
		NIH-FDA Protocol template	
Diagnostic studies	诊断性研究	STARD	
Case reports	个案报道	CARE	
Clinical practice guidelines	临床实践指南	AGREE	RIGHT
Qualitative research	定性研究	SRQR	COREQ
Economic evaluations	生态学研究	CHEERS	
Real World Study	真实世界研究	RECORD	GRACE

其中《SPIRIT 2013声明:定义临床研究方案标准条目》声明是近年来临床研究中最为常用的方案编写规范之一,虽然SPIRIT 2013是一份建议性声明,但它兼容了WHO、国际医学期刊编辑委员会(International Committee of Medical Journal Editors,ICMJE)、临床研究登记网站(ClinicalTrials.gov)和欧盟委员会(European Commission)等的注册要求。逐渐增加的规范化研究方案将有助于提高研究内容和实施质量,促进临床研究注册,提高研究效率和评估效率,最终提高科研透明度与质量,从而造福患者。

三、临床研究方案撰写与审核流程

临床研究方案撰写一般包括起草、审核、修改、确认、修订、提交审批等流程,过程中需要注意修改留痕、版本控制等问题。在临床研究的设计过程中,临床专业人员主要负责医学方面的考量,结合临床意义保证研究合理性等核心要素;统计学和流行病学人员主要负责对研究方法的合理性进行考量,如尽可能减少研究的偏倚和混杂因素等;伦理专家需要对于受试者的风险收益平衡等因素进行保证;项目的管理人员对于人力、物力、财力及时间成本支出进行管理,为研究的可行性保驾护航。图7-1展示了临床研究团队在撰写方案时的大体过程。

在一些特殊情况下,研究方案需要进行修改,其中存在重大修改的方案必须再次通过伦理委员会批准才能使用,并且方案的修正案需要和方案一起保存留档,注明修改版本号和日期,如有需要,还应对研究人员依照修改后的方案再次培训。

考虑到前瞻性队列研究、随机对照研究等传统临床研究方法学设计较成熟,本章主要介绍热点研究领域和方法,如干细胞、人工智能等临床研究的设计和考量。

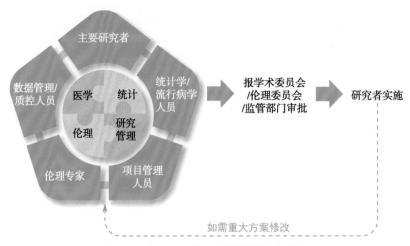

图 7-1　临床研究方案撰写的团队与流程

第二节　干细胞临床研究设计

干细胞是一类具有自我复制能力的多潜能细胞，具有增殖和分化的特性，干细胞作为"种子"细胞可参与细胞替代和组织再生，为许多重大疾病的有效治疗提供新的思路和工具，近二十年来一直是生命科学研究领域的前沿和热点。但作为一种新兴医疗技术，干细胞应用于疾病治疗也存在着异常分化、致瘤性、免疫原性等多种风险，干细胞的临床应用探索实践需要科学的研究设计和严格的受试者风险管理，必须遵循科学、规范、充分保护受试者权益的原则。

一、干细胞临床研究现状

干细胞临床研究指人自体或异体来源的干细胞经体外操作后输入（或植入）人体，用于疾病预防或治疗的临床研究。国际主流的监管机构 FDA、EMA、日本医疗器械审评审批机构（Pharmaceuticals and Medical Devices Agency，PMDA）均制定干细胞研究指导原则，对基于干细胞的再生医学产品开展的临床研究进行严格的监管。为规范并促进我国干细胞临床研究，2015 年 7 月国家卫生和计划生育委员会与国家食品药品监督管理总局共同组织制定颁布了《干细胞临床研究管理办法（试行）》，提出干细胞临床研究应遵循科学、规范、公开、符合伦理、充分保护受试者权益的原则。2015 年 12 月开始干细胞临床研究机构备案工作，2016 年 10 月国家卫生和计划生育委员会与国家食品药品监督管理总局公告了首批 30 家干细胞临床研究备案机构名单，据中国医药生物技术协会干细胞备案专栏显示，截至 2021 年 10 月，已有 107 家干细胞临床研究机构获批，干细胞临床研究项目备案已完成 12 批，共计已有 111 项干细胞临床研究项目按照《干细胞临床研究管理办法（试行）》（国卫科教发〔2015〕48 号）的规定完成备案。

干细胞临床研究方案是用于指导参与干细胞临床研究的所有研究者如何启动、实施临床研究的纲领性文件，须既有科学性又有可操作性，具备结构性、逻辑性和完整性，且满足现行的规范指南对临床研究方案的基本结构性标准与要求。干细胞临床研究设计在参考国际和国内相关规范指南基础上，须结合我国干细胞临床研究项目的现状和特点，保障干细胞临床研究的科学性、可行性和伦理合规，保护受试者权益同时降低试验风险，进而有利于我国干细胞临床研究与国际临床研究规范接轨，进一步推动干细胞产业发展。

二、干细胞临床研究设计规范

设计干细胞临床研究方案时除了可以参考《SPIRIT 2013 声明：定义临床研究方案标准条目》，还可参考如下标准：①我国现行《药物临床试验质量管理规范》（2020）；② ICH《药物临床研究质量管理规范 E6（R1）》；③《干细胞临床研究管理办法（试行）》（国卫科教发〔2015〕48 号）；④《细胞治疗产品研究与评价技术指导原则（试行）》。表 7-2 总结了不同机构对临床研究方案主要结构内容的要求，从比较的结果来看，总体要求基本一致，这些要求主要针对 II/III 期临床研究，但对于 I 期或早期探索性临床研究方案的设计也具有参考价值。

表 7-2　不同管理机构对临床研究方案主要结构内容的要求

项目	内容描述	我国 GCP（2020）	GCP E6（R1）	干细胞临床研究管理办法
研究管理	试验题目	○	○	○
	申办者的名称和地址	○	○	○
	研究者及其资质和联系方式	○	○	○
研究背景	研究方案版本、注册信息	○	○	×
	研究背景和理念	○	○	○
	特定的研究目的或假设	○	○	○
研究设计	研究设计类型、随机分组方法及设盲水平	○	○	○
研究干预措施	受试者合格标准，筛选及分组方法	○	○	○
	每组干预措施具体描述，有足够可重复细节	○	○	○
	研究中允许或禁止的合并用药及同时给予的任何其他治疗	○	○	×
研究流程	拟进行的临床和实验室检查的项目、测定次数等	○	○	×
	试验用药品的登记与使用记录、递送、分发方式及储藏条件	○	○	×
	疗效评定标准，评定方法、观察时间、记录与分析	○	○	○
	临床观察、随访和保证受试者依从性的措施	○	○	×
	中止临床研究的标准、结束临床研究的规定	○	○	○
	试验用药品编码的建立和保存，揭盲方法和紧急情况下破盲的规定	○	○	×
	不良事件和严重不良事件的记录、报告方法、处理措施	○	○	○
统计学考量	样本量的统计学估计	○	○	○
	统计分析计划，统计分析数据集的定义和选择	○	○	○

续表

项目	内容描述	我国 GCP（2020）	GCP E6（R1）	干细胞临床研究管理办法
	受试者的编码、随机数字表及病例报告表	○	○	×
	保存受试者身份和编码表、治疗记录、随机化表及 CRF 的步骤	○	○	○
	数据管理和数据可溯源性的规定，数据库可重建性	○	○	×
伦理与实施	研究者手册	×	○	○
	质量控制与质量保证措施	○	○	○
	研究伦理的批准与知情同意材料	○	○	○
	试验结束后的随访或医疗措施	○	○	○
	各方角色、承担职责及其他相关规定	○	○	×
	有关财务、保险及职责的陈述	×	○	○
	预期进度和完成日期	○	○	○
	传播政策、发表或出版相关规定	○	○	×
	参考文献	○	○	×

注：○表示有，×表示无。

三、干细胞临床研究设计要素考量

干细胞治疗属于前沿领域，对干细胞的特性、尤其是临床疗效和安全风险的特点和评价尚处在积累经验的阶段，国内外有一些框架性的指导原则，但仍尚未制定出成熟的临床研究技术标准。干细胞临床研究设计应当在保障患者权益前提下，权衡风险与获益。研究设计需要重点考量的设计要素包括研究人群、终点指标、统计学设计、伦理与实施，并结合干细胞本身特性，着重于干细胞特性考量（图 7-2）。

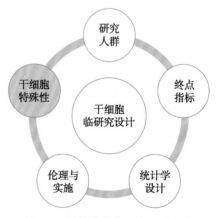

图 7-2　干细胞临床研究设计要素

（一）研究人群

根据已有的临床研究证据，一般不考虑在健康受试者中开展干细胞治疗相关的早期临床研究。选择研究人群时应充分考虑干细胞产品对受试者的获益 - 风险平衡，尽可能选择预期获益大于风险的患者。考虑到干细胞治疗产品的风险不确定性和给药方式复杂性，早期临床研究应充分考虑患者疾病的严重程度和疾病的不同阶段及现有治疗手段，选择不能从现有治疗手段中获益的受试者，并减少受试者可能承担的风险。一般而言，与病情较轻的受试者相比，疾病较严重的患者能够接受更高的风险以获得临床获益。然而如果受试者病情过于严重或进展迅速，可能难以耐受干细胞的治疗风险，如一般情况较差无法完成介入性操作（干细胞移植），也不适合参加早期临床试验。

此外，选择研究人群时需考虑到疾病自然史，疾病严重程度不同的患者生理功能的受损程度不同，接受干细胞治疗后显示出的疗效和安全性风险可能也存在差异。推荐选择与目标治疗人群的疾病或生理状态相似的受试者，合理设置入选 / 排除标准。早期临床研究选择受试者时，还应充分考虑现行临床指南下患者是否有其他有效治疗可以选择，如果目标治疗人群是难治性或无法治疗的患者，筛选患者时需要对治疗史和对其他治疗的反应进行充分评估，以确保纳入人群与目标治疗人群的人口统计学特征一致，合理选择受试者可以增加早期临床研究结果的可信度，并为下一阶段确证性研究提供依据。

在儿童中开展干细胞临床研究时，目标人群包括儿童患者或仅纳入儿童，应首先在成人患者中取得初步的安全性和耐受性证据后，方可招募儿童受试者开展试验，并合理设计儿童受试者中的干细胞数量和给药方法。

（二）终点指标

干细胞产品是一类活细胞产品，药代动力学特点与传统的化学或生物药物有明显差异，回输体内后可能增殖并存活较长时间。可根据不同干细胞产品的类型，在临床试验方案中制订科学的药代动力学评价指标。如果一种方法不能完全反映干细胞在体内的药代动力学特性，可采用多种检测技术（如 qPCR 和流式细胞术）充分研究干细胞在体内的增殖和存活情况。

干细胞治疗的复杂性和特殊性常使非临床研究和临床研究之间存在较大的种群和个体差异，临床前基础实验阶段甚至可能没有合适的体内外疾病模型来进行药效学评价，因此在早期临床研究阶段初步评估有效性是十分必要的。评价指标的选择应根据干细胞治疗产品的特点和作用机制，选择经过验证的、可能提示潜在有效性的短期效应或长期结局，以利于后续确证性研究的开展甚至简化。对于作用机制尚不清楚的干细胞治疗产品，明确其在人体内的过程对于了解干细胞治疗的有效性和安全性具有潜在的重要意义，因此在现有技术条件下，应尽可能开展干细胞治疗产品体内过程研究，包括干细胞的活力、增殖与分化能力、体内分布 / 迁移和相关的生物学功能。

（三）统计学设计

前瞻性临床研究的统计分析有其特殊性，需要针对临床研究的统计学方法及拟对数据进行的统计分析进行清晰而详细的描述。考虑到干细胞治疗的特殊性，传统药物临床试验 Ⅰ、Ⅱ、Ⅲ 期的临床研究分期设计不能完全适用于干细胞临床研究。一般根据研究进展可分为早期临床研究阶段和确证性临床研究阶段两部分。

早期临床研究阶段的主要目的是探索干细胞治疗的安全性、人体对干细胞治疗的耐受程度，除此以外研究内容推荐进一步包括初步的安全性评价、生物学活性研究（迁移分化、相关生物学活性物质分泌等）、初步的药效学研究和剂量探索研究。建议在早期临床研究阶段尽可能获得较为充分的研究证据以支持后续确证性临床研究，并有利于研究结果的研判和了解干细胞治疗的有效性和安全性。干细胞早期临床研究中进行剂量探索是非常必要的，不同于传统小分子药物，干细胞治疗产品剂量 - 暴露 - 效应关系可能较复杂。因此对于干细胞治疗产品的剂量探索研究设计具有其特殊性。在安全剂量范围内探索获得最佳的有效剂量范围是剂量探索研究的主要目的，是否需要确定最大耐受剂量应根据特定干细胞治疗产品的具体情况而定。早期临床研究的初始剂量设置可参考既往临床使用经验，首次人体试验应采用单次给药方式。在保证受试者安全的基础上，尽量减少受试者在无效剂量中的暴露。给药剂量增幅的设定应该综合考虑临床前数据中与剂量变化有关的风险和活性及现有的任何临床数据,可选择半对数递增方法($10^{0.5}$)。

确证性临床研究阶段中推荐采用随机对照设计,如果随机对照研究不可行,可采用其他研究设计类型,例如单臂临床研究,但建议在方案中澄清选择该试验设计的合理性。当关键确证性临床研究为单臂临床研究,且统计学设计采用目标值法时,主要疗效指标的可信区间下限(例如95% CI下限)不应低于现有治疗方法在目标适应证人群中的有效率,并提供目标值设定的临床依据和相关研究资料。目标靶值(target)的设定应根据探索性临床研究结果、国内外同类研究已经取得的临床研究结果、现有治疗的临床疗效等综合考虑。

对于临床研究方案,常规建议设置一个主要评价指标,然而本中心前期开展"我国已备案干细胞临床研究项目"的方案评估发现有部分干细胞临床研究方案的主要观察指标设置高达10个,且方案中未提及任何关于多重比较总体I类错误膨胀的考量。统计分析计划部分,仅有30.55%预先设定了统计分析采用哪些数据分析集,以及每个观察指标采用哪个数据分析集进行统计分析,绝大多数研究方案中并未对此进行说明(表7-3)。

表7-3 干细胞临床研究设计统计学考量

统计学考量		项目数/例	项目比例/%
主要观察指标个数	1	54	19.64
	2	33	12.00
	3	34	12.36
	4～6	36	13.09
	7～10	67	24.36
	>10	17	6.18
	无	34	12.36
次要观察指标个数	>5	59	21.45
	≤5	50	18.18
	无	166	60.36
样本量估计过程	无	220	80.00
	有	55	20.00
统计分析方法	无	41	14.91
	有	234	85.09
统计分析数据集	无	191	69.45
	有	84	30.55
随机化分配隐藏	无	257	93.45
	有	18	6.55
数据采集方式	CRF	216	78.55
	研究病历	5	1.82
	未说明	54	19.64
数据管理计划	无	229	83.27
	有	46	16.73

干细胞临床研究方案中统计学考量部分另一个重要方面就是样本量的确定,图 7-3 中显示近一半研究的样本量在 60 例以内,符合处于干细胞领域临床应用探索性早期研究阶段的样本量特点。有少量研究的样本量超过 200 例,极少量研究(2 项)预期样本量甚至超过 1 000 例,还有 15 项研究未明确说明具体预期样本量。此外,仅 20% 方案中明确写明了样本量估计的过程或参数,高达 80% 干细胞临床研究方案中未明确说明样本量如何确定、参数如何设置、采用何种软件进行估算,或提供其他任何确定样本量的依据。

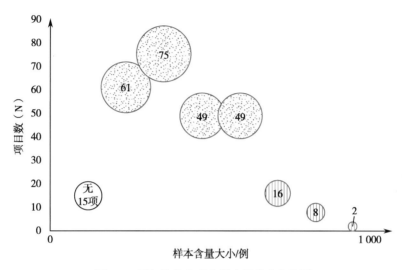

图 7-3　干细胞临床研究样本量分布气泡图

在数据采集和管理方面,绝大多数方案提供了采集数据所用的 CRF,还有 5 项研究说明采用研究病历进行数据采集,仍有约五分之一的方案未明确说明如何进行病例数据采集,以及采用何种工具进行数据采集。此外,仅有极少量研究方案(16.73%)说明相关数据管理计划,包括数据库建立、数据管理与质量方面等,高达 83.27% 的方案未提及数据管理内容,无法满足临床研究数据完整可靠和可溯源的要求。

(四)伦理与实施

干细胞临床研究设计除了要满足科学性要求外,还须符合《涉及人的生物医学研究伦理审查办法(试行)》和《人胚胎干细胞研究伦理指导原则》的要求,以保证受试者的权益得到充分尊重和保护。干细胞治疗为相对风险较高的项目,研究者应当采取有效措施为受试者提供相应保障,干细胞临床研究更应从研究方案的源头上加强关于受试者权益保护与风险控制的措施。

干细胞临床研究实施风险高,对研究者的临床经验和技术水平要求较高,需在具有相应的风险防控能力和经验的研究者和临床研究机构开展,保证急救药物的储备及 ICU 等相关科室的配合支持,并对参与临床研究的相关工作人员进行有效和规范的培训。尤其在早期临床研究中,需选择有一定临床研究经验及不良反应诊断和处置能力的医疗机构和研究者来开展临床研究。

早期剂量探索研究时设置合理的入组时间间隔,以充分观察每位受试者在接受干细胞治疗后是否出现严重不良反应,确保患者参与干细胞治疗临床研究的安全性。在整个临床研究阶段中充分收集不良反应，并在临床研究过程中不断完善风险控制方案。

目前我国已备案的干细胞临床研究项目中，有 19 项（6.91%）研究明确说明设立数据与安全监察委员会，10.80% 方案无不良事件的定义与记录方式，19.92% 的方案未明确严重不良事件的报告与处理方法，且仅有 15.53% 的方案涉及伦理委员会审批相关内容（表 7-4）。为了确保安全性监测，推荐成立由跨专业成员组成的安全性评估小组，讨论干细胞临床研究中受试者安全性问题，为干细胞临床研究提供决策建议。

表 7-4 干细胞临床研究方案中伦理和实施情况分析

伦理和实施		项目数 / 例	项目比例 /%
数据与安全监察委员会	无	256	93.09
	有	19	6.91
不良事件报告与处理	无	30	10.91
	有	245	89.09
严重不良事件报告与处理	无	55	20.00
	有	220	80.00
伦理委员会审批	无	232	84.36
	有	43	15.64
知情同意材料	无	223	81.09
	有	52	18.91
受试者信息保密	无	238	86.55
	有	37	13.45

（五）干细胞特殊性

安全性风险是衡量干细胞治疗产品临床研究设计和实施能力最关键的考虑因素之一。由于现阶段大多数干细胞治疗产品的作用机制尚不完全清晰，基于风险考虑，应在首例受试者安全性尽可能充分暴露后再逐例入组其他受试者。安全性监测的指标应根据干细胞产品特点、作用机制、研究人群、非临床研究结果和任何相关的临床经验进行选择，并着重对特定干细胞的特定预期安全性风险进行评估和监测，对干细胞治疗产品的安全性监测应贯穿于临床研究全过程。对于预期具有长期活性的干细胞，应对患者进行随访以确定治疗产品的长期有效性及充分暴露产品相关的安全性问题。随访持续时间应能提供初步的有效性证据和该干细胞的活性持续时间，并应考虑该干细胞是否引起迟发型安全性问题等因素。近期安全性随访时间可根据前期药代动力学数据合理设置，如可随访至体内检测不到干细胞或治疗后 2 年，以时间长者为准。考虑到干细胞存在潜在的致瘤性风险，在缺乏充足的长期随访数据前，应对受试者的致瘤性进行终身随访或至少持续 15 年。

然而，目前研究发现多数方案对干细胞临床研究的细胞特性部分考虑不足，可能会严重影响研究的科学性。有研究结果显示高达 45.09% 的干细胞临床研究方案中未明确说明细胞来源为自体或异体。进一步分析发现，仅有少量研究（24.36%）详细说明了细胞制备的工艺参数，还有 32 项（11.68%）方案中未说明干细胞移植（给药）途径。干细胞临床研究应当对受试者进行长期随访监测，以评价干细胞临床研究的长期安全性和有效性。然而干细胞临床研究方案实施过程的随访计划中，约一半（54.54%）的研究预期随访时间不足 1 年（表 7-5）。

表 7-5 干细胞临床研究方案的干细胞治疗特殊考虑分析

干细胞治疗信息		项目数 / 例	项目比例 /%
细胞来源	自体 / 异体	6	2.18
	自体	58	21.09
	异体	87	31.64
	未说明	124	45.09
细胞制备形式	注射液	140	50.91
	细胞悬液	29	10.55
	其他[#]	106	38.55
细胞制备工艺参数	无	208	75.64
	有	67	24.36
移植 / 给药途径	静脉滴注	125	45.45
	病灶部位注射	93	33.82
	移植 / 植入	24	8.73
	未说明	33	12.00
第三方提供细胞	否	232	84.36
	是	43	15.64
预期随访时间 / 个月	0～6	53	19.27
	7～12	97	35.27
	13～24	52	18.91
	≥25	22	8.00
	未说明	51	18.55

注：[#] 其他制备形式包括胶剂、颗粒剂以及未说明制备形式等。

四、干细胞临床研究设计的挑战与展望

我国干细胞基础科研起步早，已具备国际领先水平，近年来我国干细胞产业发展迅速，多个干细胞产品已经在临床上展现出了较好的应用前景。干细胞临床转化过程中，如何通过规范性临床研究方案设计，促进干细胞产业健康发展，将干细胞治疗按照药品规范管理，已经成为行业关注的焦点。干细胞临床研究方案评估完善率雷达图（图 7-4）所示，我国干细胞临床研究设计质量亟待进一步完善和提高。

首先，建议依据我国 GCP 要求完善方案结构。目前我国提交备案的干细胞研究方案在结构方面有待进一步完善，但值得注意的是，我国现行 GCP 标准为 2020 年颁布，在总体框架及章节内容上较 2003 版做出了较大幅度的调整和增补，新增大约两万字内容，对术语及定义、试验方案、必备文件管理的描述更加详细，操作性更强，建议根据新版 GCP 修订草案征求意见稿进行方案结构完善与优化，制订干细胞临床研究方案结构框架，按照结构框架

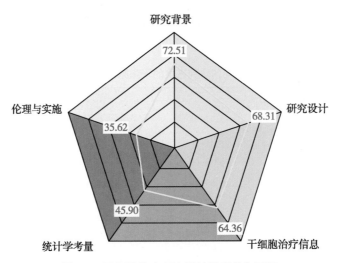

图 7-4 干细胞临床研究设计的现状与展望

撰写干细胞临床研究方案，以便于各方审读。这一过程中尤其需要有丰富临床研究经验的临床研究方法学人员参与。通过完善干细胞临床研究方案结构，使方案同时具备结构性、逻辑性和完整性要求。

其次，先前研究结果显示干细胞临床研究方案中针对细胞特性的考量尚存在不足，然而我国 2020 年发布的 GCP 中没有针对干细胞临床研究的特殊考量要点，未考虑到干细胞治疗的特殊性。国家药品监督管理局药品审评中心颁布的《细胞治疗产品研究与评价技术指导原则（试行）》中较为详细地提出了细胞治疗产品研发、生产用原材料、制备工艺、质量控制、安全性评价、非临床研究和临床研究方面的要点，但关于临床研究部分仅有少量指导性框架条目，难以具体指导研究者进行实际操作。针对干细胞产品的特定细胞类型、组织操作规范及临床适应证等，我国监管部门尚未发布细化的指导原则或审评考虑要点。我国应尽早建立干细胞临床研究相关行业规范和标准，组织相关专家根据国际现有规范、指导原则等资料，结合长期以来国内干细胞临床研究实际情况，针对干细胞临床研究方案撰写细化的"干细胞临床研究规范化设计与实施技术指南"，为研究者开展干细胞临床研究设计提供切实可行的技术指导和实施指南。

最后，建议参考我国药监部门发布的统计学相关指导原则和 ICMJE 相关规范，重点完善试验设计中的统计学考量部分。国家药品监督管理局药品审评中心发布的《非注册类临床试验用于药品注册审评的几点思考》中提到："当非注册临床试验数据用于注册审评时，除了临床试验数据外，试验方案设计是否合理、伦理审查是否规范、试验实施过程是否严格按照方案进行、试验数据的保存记录和统计分析是否真实准确等都是非临床试验数据用于药品注册审评的影响因素"。

第三节　人工智能临床研究设计

人工智能（artificial intelligence，AI）是研究、开发用于模拟、延伸和扩展人的智能的理论、方法、技术及应用系统的一门新的技术科学。

一、人工智能临床研究现状和研究范围

近年来，随着人工智能科学与技术的发展，医学人工智能成为临床研究的热点领域。仅 2018—2019 年，在顶级期刊[影响因子（impact factor，IF）>20]上发表的医学人工智能研究论文就超过 50 篇，并仍在快速增长。2019 年，*Nature Medicine* 发表了 Eric Topol 的综述"High-performance medicine：the convergence of human and artificial intelligence"，总结了当前医学人工智能在学术和工业界的重要进展（表 7-6、表 7-7）。

表 7-6　与医师相比的 AI 算法同行评审出版物

专业	图片	作者
放射学 / 神经内科学	急性头颅 CT 神经事件	Titano et al
	脑部出血头颅 CT	Arbabshirani et al
	创伤头颅 CT	Chilamkurthy et al
	CXR 用于转移性肺结节	Nam et al
	多项发现的 CXR	Singh et al
	乳房 X 线摄影密度检查	Lehman et al
	手腕 X 线片	Lindsey et al
病理学	乳腺癌	Ehteshami Bejnordi et al
	肺癌（+ 驱动突变）	Coudray et al
	脑肿瘤（+ 甲基化）	Capper et al
	乳腺癌转移	Steiner et al
	乳腺癌转移	Liu et al
皮肤科	皮肤癌	Esteva et al
	黑色素瘤	Haenssle
	皮肤病变	Han et al
眼科	糖尿病视网膜病变	Gulshan et al
	糖尿病性视网膜病变	Abramoff et al
	糖尿病性视网膜病	Kanagasingam
	先天性白内障	Long et al
	视网膜疾病（OCT）	De Fauw et al
	黄斑变性	Burlina et al
	早熟性视网膜病	Brown et al
	AMD 和糖尿病视网膜病变	Kerrnany et al
肠镜	结肠镜检查中的息肉	Mori et al
	结肠镜检查中的息肉	Wang et al
	心脏超声心动图	Madani et al
	心脏超声心动图	Zhang et al

注：CXR. chest X-ray，胸部 X 线摄影；OCT. optical coherence tomography，光学相干断层扫描；AMD. age-related macular degeneration，年龄相关性黄斑变性。

表 7-7　FDA 人工智能加速批准列表

公司	FDA 批准	适应证
Apple	2018 年 9 月	房颤检测
Aidoc	2018 年 8 月	CT 脑出血诊断
iCAD	2018 年 8 月	乳腺摄影测量乳房密度
Zebra Medical	2018 年 7 月	冠状动脉钙化评分
Bay Labs	2018 年 6 月	超声心动图判定
Neural Analytics	2018 年 5 月	护理人员脑卒中诊断装置
IDx	2018 年 4 月	糖尿病性视网膜病变的诊断
lcometrix	2018 年 4 月	MRI 脑部分析
Imagen	2018 年 3 月	X 线腕骨骨折诊断
Viz.ai	2018 年 2 月	CT 脑卒中诊断
Arterys	2018 年 2 月	肝癌和肺癌（MRI、CT）诊断
MaxQ-AI	2018 年 1 月	CT 脑出血诊断
Alivecor	2017 年 11 月	通过苹果手环检测房颤
Arterys	2017 年 1 月	MRI 心脏分析

因为人工智能的概念较为宽泛，不同领域中的定义差别较大，我们使用人工智能领域创始人之一 John McCarthy 的定义：人工智能是制造智能机器，特别是智能计算机程序的科学和工程学。人工智能采用不同的技术路线，例如机器学习、基于数据的统计模型、基于条件规则的专家系统等，来产生智能行为。基于近年科学研究和监管法规的发展趋势，本节中的人工智能主要指使用机器学习，特别是深度学习技术路线的智能方法。

机器学习是通过在数据集上进行训练，来提高计算机程序完成特定任务的性能的一类方法。而深度学习是使用深度神经网络这一特定模型算法进行学习的一种机器学习方法。根据 FDA 的相关法规规定：基于人工智能与机器学习的软件［artificial intelligence/machine learning（ai/ml）-based software］如果被应用于处理、诊断、治疗、缓解或预防疾病或相关临床状况，被认为是医疗器械（software as a medical device，SaMD）。2021 年，中国药监局发布《人工智能医疗器械注册审查指导原则（征求意见稿）》将人工智能医疗器械定义为：基于"医疗器械数据"，采用人工智能技术实现其预期用途的医疗器械。

二、人工智能临床研究设计规范

临床研究者在设计与开展此类研究时，除了要遵照临床研究的基本规范（ICH-GCP、NMPA-GCP），诊断性研究、预测模型研究的国际指南（STARD、TRIPOD）外，还应参照机器学习领域的基本原理和相关技术规范，如《良好的机器学习实践》（good machine learning practices，GMLP），以及监管法规，如 FDA 的 SaMD 相关法规、临床辅助决策软件指导原则（clinical decision support software）、《医疗器械临床试验设计指导原则》、《深度学习辅助决策医疗器械软件审评要点》等。

三、人工智能临床研究设计要素考量

医学人工智能临床研究设计需要兼顾临床研究、机器学习和监管法规的考量。临床研究的基本要素包括 PICO，而机器学习的基本要素包括样本、模型、目标函数。综合考量后，在医学人工智能研究开始阶段，需要考量的主要设计要素包括研究人群、采集数据、临床结局、模型评价（图 7-5）。

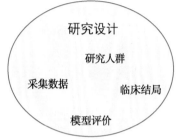

图 7-5 人工智能临床研究设计要素

（一）研究人群

研究人群包括目标人群、训练人群、验证人群。目标人群是开发的人工智能算法软件将要应用的人群。清晰地定义研究所要解决的临床问题及算法应用的临床场景，是确定目标人群的关键。例如开发肺癌结节检测算法，可以用于社区筛查，用于门诊患者辅助诊断，用于辅助用药或手术决策，或者术后复发监测等。不同的研究目的和目标人群，研究设计是完全不同的。

训练人群是为了训练模型而收集的人群样本，而验证人群则是为了评价模型性能而收集的人群样本。训练人群和验证人群在设计时有以下考量：

1. 目标人群尽可能一致　研究收集样本的场景应与将来的临床应用目标场景一致。在数据来源合规的基础上，尽可能具有多样性，包含多家不同层级的临床机构，在疾病谱、人群分布等方面要具有代表性。

2. 训练人群与验证人群分离　训练人群与验证人群的来源应尽量不同，或进行了严格的技术处理来分离，防止出现数据泄露，否则会导致模型评价的严重偏倚。有时，训练人群需要进一步划分为训练集和调优集。

3. 类别平衡　样本中各个类别的比例合理，并能基本反映真实世界情况。样本中类别不平衡会导致模型训练困难及模型泛化性能不足。

4. 样本量充足　训练人群和验证人群均需要事先估计所需样本量。验证人群的样本量估算通常与传统的诊断性研究一致。而训练人群的样本量估算目前没有通用的方法，一般越复杂的模型，需要的样本量越大。经验上，深度学习方法需要的基本样本量为每个类别5 000 例。但在临床研究中，这个样本量要求很难达到，需要采用迁移学习等手段降低样本量需求。

（二）采集数据

采集数据指在研究过程中，需要对人群样本采集的数据。因为机器学习是基于数据的计算机方法，模型结果不但取决于模型本身，更依赖于数据质量。需要重点考量收集数据与所研究临床问题的相关性和质量控制措施。除了一般的临床信息外，需要重点关注的是两类数据：①按照机器学习模型要求所采集的输入数据。如在智能医学影像研究中，需要按照特定的临床操作规范和文件格式收集影像数据，包括影像设备、参数设置、影像部位、图像精度、文件格式等。如果是利用回顾性数据，应根据研究要求，对图像进行筛选和质量控制。②与患者临床结局评价相关的关键数据，这类数据将用于机器学习模型评价。如肿瘤辅助诊断研究中，应收集肿瘤患者的术后病理报告。

（三）临床结局

研究中应明确评价患者临床结局的指标,该指标从机器学习的角度称为样本标签,将用于模型的训练和性能评价。采用不同的临床结局,研究项目的样本获得、可行性、临床意义也有较大差别。例如:在通过超声影像进行甲状腺结节良恶性判别的研究项目中,可以选择采用超声医师的诊断、甲状腺超声影响和数据报告系统(thyroid imaging reporting and data system,TIRADS)分级、细针穿刺细胞病理结果、甲状腺切除术后病理结果、预后随访等作为标签。

除了死亡等硬终点,大多数临床结局需要临床医师进行评价,评价的准确性将极大地影响研究质量。需要考量评价的标准、医师资质及主观偏倚、数据缺失造成的偏倚等。推荐尽可能采用国际指南公认的临床评价标准,建立独立盲态的临床专家组成的临床结局评价组。对于回顾性数据中的临床结局,必要时也应重新进行评价。

（四）模型评价

在机器学习中,使用目标函数来评价模型性能,机器学习本身就是通过训练在指定任务中最优化目标函数的过程。在机器学习中常用的目标函数有最小二乘误差、交叉熵损失函数等,但在人工智能医学研究中,需要结合临床应用,对模型进行综合考量和评价,往往需要临床专家、算法专家、统计学专家的通力合作,主要包括模型的分辨能力(discrimination)、校准能力(calibration)、泛化能力(generalizability)及临床受益评价(clinical benefit)。

分辨能力指模型区分不同临床状态患者(如患病/健康、高危/低危)的能力,常用受试者操作特征曲线及曲线下面积(area under the curve,AUC)、敏感性、特异性等指标。校准能力是模型对不同危险分组危险程度预测的准确性,常用校准曲线评价。泛化能力包括模型本身的稳健性,以及模型在不同人群中的适用性,常通过模型的内部/外部验证进行评价。临床受益评价考量模型对临床决策及患者临床结局的实际影响,评价方法与具体的临床场景有关,常用方法有决策曲线分析(decision curve analysis)等。除此之外,在不同的研究阶段,模型评价可能还会包括模型可解释性、技术适用条件、临床使用风险、卫生经济学等。

对于具体使用何种模型和算法,并不需要在研究设计阶段明确,而可以在数据收集完成后,根据实际数据情况调整。只要做好训练集和验证集的分离,事后确定模型并不产生额外的偏倚。但在研究开始前,大致确定使用哪类算法模型,可以有助于样本量和数据收集方案的设计。

四、人工智能临床研究流程

研究流程总体分为四个阶段,包括研究设计、数据收集、模型算法开发、模型验证与评价(图7-6)。

1. 研究设计阶段　与一般临床研究立题阶段一样,需要先分析临床问题,明确临床需求、应用场景、临床使用限制条件、为解决临床问题所需要达到的模型性能。然后依次确定上面所讲的研究要素,并制订后面三个阶段的具体操作方法。研究设计阶段需要由临床专家、医技人员、机器学习算法专家和临床研究方法学专家共同讨论、修改并确定研究方案。

2. 数据收集阶段　由临床医师、CRC根据研究方案收集样本与数据,在前瞻性研究中需要进行患者招募与数据采集,在回顾性研究中需要进行数据筛选,两者都需要建立数据质量控制方法与标准,由CRA和数据管理员进行质量控制。对所收集数据进行初步预处理

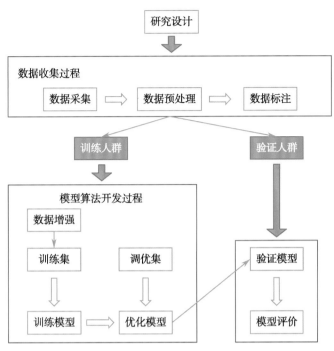

图 7-6　人工智能临床研究流程

后（如隐私数据脱敏、数据结构化、数据标准化），由临床专家根据采集的临床信息进行数据标注。最后进行数据集构建，形成训练集、调优集、验证集等。

3．模型算法开发阶段　需要搭建一个完整的机器学习工作流程，选择恰当的机器学习模型作为核心，并设计配套的前处理、后处理、模型训练、模型优化等模块。可选择的机器学习模型包括线性回归模型、k 近邻算法、支持向量机、随机森林、提升树、贝叶斯网络、神经网络等，越复杂的模型，通常拟合能力越好，但对样本量的需求越高。前处理一般包括数据增强、数据变换及基于临床领域知识的特征工程，这在医学人工智能中极为重要，需要算法专家与临床专家合作完成。后处理包括模型的集成、压缩、可视化、可解释化等。模型训练是在给定模型超参数下，通过训练集不断优化模型参数的过程，在医学人工智能中，特别重要的是迁移学习和小样本学习训练方式的使用。模型优化是利用调优集或交叉验证方法，优化模型超参数的过程。该阶段主要由算法专家完成，但若要使模型具有较好的临床和统计学意义，通常需要临床专家和统计专家的积极参与。

4．模型验证与评价阶段　模型算法开发完成后，需要对模型进行封装和确认，确定模型部署的软硬件环境。在验证集上进行综合全面的模型评价，撰写模型结果报告。国际医疗器械监管机构论坛（International Medical Device Regulators Forum，IMDRF）将此类模型的验证阶段细分为三个步骤：合理的临床相关性（valid clinical association）、分析性验证（analytical validation）及临床验证（clinical validation）。该阶段主要由临床专家与统计学家合作完成。

五、人工智能临床研究问题与挑战

医学人工智能具有非常广阔的发展前景，是目前临床研究的前沿热点领域。然而，该领域目前尚有一系列问题与挑战有待解决。

（一）医工交叉多学科合作

医学人工智能研究非常依赖于医工交叉跨学科合作，且学科间距离较远，不同领域专家间沟通困难，成为此类研究项目的一个难点。在实践中，经常出现算法专家开发的模型与临床问题不一致，对生物医学知识和临床场景缺乏考虑；临床专家由于不理解算法模型而将模型用于错误场景或进行错误的临床解读；由于前期缺乏统计学家的参与，研究设计不严谨，对样本和数据收集中的偏性考虑不足，在结果报告中使用计算机而非循证医学方法对模型进行评价。如何建立一个多学科合作的研究团队，加强学科间沟通理解，是此类研究项目成败的关键。

（二）临床样本需求

医学人工智能临床研究是基于临床大数据的研究，对样本量、数据质量、数据标注均有较高的要求。机器学习方法，特别是深度神经网络模型，对样本量的需求远高于传统统计模型。例如图像识别类深度神经网络，在一般工业经验中需要每个类别 5 000 张样例图片才能得到较为稳健的模型，这在很多医学场景中是很难达到的。面对样本需求，一方面，需要通过建立大规模的临床研究协作网络和数据共享，形成临床大数据库；另一方面，需要数据扩增、小样本学习等机器学习技术的发展。

（三）医学专业标注需求

临床结局标注是人工智能模型的训练标签，也是模型评价时的参考标准，对研究有着很大的影响。在医学人工智能研究中，需要的临床结局评价数量较大，部分标注工作极为复杂（例如影像分割标注），需要消耗医师大量的时间。医学类标注的专业性强，与医师经验相关，不同年资、水平医师的标注质量差别很大。由于临床实践限制，有时部分患者的标注（例如组织病理结果）无法获得；有时医学标注不能满足机器学习的需求，例如一些医院只保留医师标注后的医学影像，无法实现样本标签分离。如何利用标准不统一、质量参差不齐且有大量潜在偏倚的临床结局进行模型训练和评价，是该类项目中面临的重大挑战。

（四）第三方数据库

人工智能模型在训练数据集与实际临床人群之间，往往存在较大的差异。客观评价一个人工智能模型，需要使用具有临床代表性，且处于"保密"状态的数据集。另外，由于样本来源的不同，不同研究者所开发的人工智能模型之间往往不具有可比性。必须使用独立的第三方数据集，才能在不同研究、不同模型之间进行比较。因此，第三方数据库是促进医学人工智能研究的可重复性、科学可比性，以及进行相关医疗器械监管的重要基础设施。第三方数据库需要有权威性、科学性、规范性、多样性、封闭性、多样性的特点，并有合理的机制供研究者及监管机构使用。目前满足上述条件的第三方数据库还非常少。

（五）数据授权、数据安全与隐私保护

医学人工智能临床研究需要大量使用患者的临床信息、生物样本、影像资料等，其中涉及患者本人的知情同意、医疗机构的许可和伦理审批，以及可能涉及政府相关机构（如人类遗传资源管理办公室）的监管。研究者应明确从各相关方获得数据使用授权，在授权范围内使用数据，建立数据安全保护机制，防止数据和患者隐私的泄露等。在有些研究中，广泛获取患者的知情同意可能不可行或不必要，但确实存在相关伦理与法规风险，例如 DeepMind Health 公司与英国 NHS 合作的人工智能软件 Streams。中国目前在数据授权、数据安全与隐私保护等方面公众意识不足，法规尚不健全，相关机构的伦理审查和监管水平也有待提高。

（六）模型可解释性

与传统统计模型不同，大多数人工智能模型是"黑盒"，只提供预测结果，不能给出预测过程或理由，缺乏可解释性，这是人工智能算法当前阶段的主要局限性之一。缺乏可解释性一方面影响模型在临床中的实际应用，难以与医师的专业知识及临床经验相结合，以及真正达到辅助医师进行临床决策的效果。另一方面，数据偏性或算法缺陷可能导致人工智能模型具有某些严重错误，但由于模型处于"黑盒"状态而难以被发现，增加了模型应用的风险。例如：2015 年的知识发现与数据挖掘（knowledge discovery and data mining, KDD）会议中报道了一项研究，人工智能会预测具有哮喘史的肺炎患者，相比于一般肺炎患者，具有更好的预后。实际上，这是因为数据来源医院会优先安排具有哮喘史的肺炎患者进入 ICU。另一项预测肝衰竭死亡风险辅助肝移植决策的人工智能研究中，模型会优先安排经济条件较好的患者进行移植，这是因为模型继承了现实数据中的偏性。应对该问题的主要措施包括让临床专家和流行病专家更多参与建模过程，以及使用数据驱动与知识驱动相结合的建模方法，从而加强模型可解释性研究。

（七）临床应用风险考量

人工智能在临床应用中的风险，依据 FDA SaMD 相关指南及国家药品监督管理局相关规定，主要根据疾病状况和对临床决策的影响程度两方面分为 Ⅰ～Ⅳ 级（表 7-8）：

表 7-8 疾病状况和对临床决策的影响程度分级

健康或疾病状况	对临床决策的影响		
	治疗或诊断	影响临床决策	提供信息
威胁生命	Ⅳ	Ⅲ	Ⅱ
严重	Ⅲ	Ⅱ	Ⅰ
非严重	Ⅱ	Ⅰ	Ⅰ

从具体的风险类型上，重点考虑以下方面：①由于假阴性结果（如漏诊）造成的健康风险；②由于假阳性结果（如误诊）造成的健康风险；③模型稳健性或泛化能力不足造成的风险；④依赖的仪器设备或人员操作所造成的风险。

（八）模型更新的评价与监管

理论上，随着数据量的不断积累，人工智能模型能够持续更新和优化，这是人工智能方法区别于传统方法的最大优点之一。但这也意味着人工智能模型本身并不是一个静态对象，而是处于持续变化中，模型效果不但依赖于模型方法本身，更依赖于数据质量。但如果增加的数据质量存在问题，更新的模型可能反而不如原来的模型。从不同地区、人群收集的数据所训练的模型，其临床应用效果可能也缺乏一致性。甚至存在一种新型的安全风险，即有人通过恶意混入错误数据来针对人工智能模型进行攻击和破坏。如何对人工智能模型这种动态变化的对象进行评估和监管，是循证医学和监管科学面临的新问题。

六、人工智能临床研究案例

【研究背景】

谷歌流感趋势（Google flu trend）模型是谷歌公司通过用户在搜索引擎的搜索记录，预测流感流行状况，可以提前两周准确预测各地流感相关的门诊数量，帮助当地医院及政府部门制订公共卫生应对计划。该模型于 2009 年 2 月发表在 *Nature* 上。2009 年 4 月，甲型 N1H1 流感的全球大流行从美国发端，谷歌流感趋势模型可谓生逢其时。

该模型能成功进行流感预测是基于基本的流行病学原理，一个地区的感染人数的变化趋势符合疾病相关的动力学方程，并且在出现症状（symptom onset）与到医院就诊（clinic visit）之间有相对固定的时间延迟。用户搜索流感相关关键词，经常是由于用户出现了流感相关症状。在个体水平上，搜索行为与感染流感相关性较弱，但在区域群体水平上，基于搜索大数据就可以较好预测当地的流行水平。

应用方面，通过比较美国某地区医院门诊上报美国疾病控制与预防中心（Center for Disease Control and Prevention，CDC）的流感相关病例数每周的变化趋势图与谷歌流感趋势模型提前两周的预测结果，可以发现门诊实际上报病例数与谷歌模型的预测高度相符。

【研究方法】

下面我们从之前介绍的医学人工智能研究设计框架分析该研究的设计要素。

（1）研究人群：该研究不是针对患者个体，而是将各个地区的人群整体作为研究单位。在研究流行病的群体性危险因素或干预措施时（如空气污染、健康宣教、传染病防控等），这种研究对象较为常见。总样本量为 9 个地区不同时间的共 1 152 个数据点。

（2）采集数据：该研究采集的原始数据为美国用户在谷歌搜索引擎的搜索记录，包括搜索的时间、地理位置（根据 IP 确定）及搜索关键词。通过自然语言处理技术，提取出 45 个与流感相关的关键词类别，包括流感并发症、疗法、症状等，并计算出各类流感相关关键词在所有搜索中所占的比例，作为该模型的预测变量。

（3）临床结局：该研究预测的群体临床结局为区域群体的动态感染率，以美国 CDC 观察到的流感相关病例数为金标准。

（4）模型评价：该研究分为回顾性的建模队列和前瞻性的验证队列。以 2003—2007 年流感季的回顾性数据进行建模。在 2007—2008 年流感季展开前瞻性队列研究，研究团队每周将模型预测结果提供给美国 CDC，由美国 CDC 将模型预测与两周后的实际数据进行比对，主要评价模型的预测准确率和及时性。

【讨论及后续】

谷歌流感趋势模型是"大数据"概念兴起早期的重要研究，树立了医学领域大数据研究的标杆。从这个案例中，我们可以看到开展高质量的医学人工智能研究的一些重要特点和条件：

（1）由重要的临床问题和公共卫生需求驱动。

（2）高质量大数据的积累和共享。谷歌流感趋势是基于谷歌积累的互联网大数据与美国 CDC 公共卫生大数据的强强联合。

（3）学科交叉融合进行模型开发。模型开发中利用了谷歌强大的自然语言处理技术，但同时也非常依赖临床医学、流行病学、社会行为学等学科的专业背景知识及对流感流行特征的分析。

（4）在真实应用场景开展前瞻性模型验证。

这个案例还有后续故事，具有很强的启示意义。模型发表 4 年后，2013 年，谷歌流感预测模型的预测结果开始出现严重偏离，超过美国 CDC 估计病例数的两倍，这引发了人们对于大数据模型可靠性的广泛质疑。*Science* 发表文章总结其中可能存在的问题：

（1）谷歌模型使用高维变量进行建模，而建模所用的数据点只有 1 152 个。前文提到，越复杂的模型所需要的样本量越大，而谷歌模型的样本量相对于模型复杂度来说远远不足，有较高的过拟合风险，容易在推广应用中出现问题。

（2）谷歌搜索引擎服务的算法进行了变更，间接影响了搜索关键词的结果，而依赖于搜索关键词的模型却没有同步更新。

另外，*Science* 发表的文章中没有提到，但笔者认为可能同样重要的原因有：智能手机的快速普及导致用户搜索行为习惯的变化。

这些经验教训在医学人工智能临床研究中具有普遍意义。医学人工智能最常用的组学数据、医学影像、电子病历文本等数据均为超高维数据，而典型的研究样本量大小仅为数百到数千，同样存在很高的过拟合风险。同时，临床实践中的患者人群、疾病谱、诊断标准、治疗技术、操作规范，乃至实验室设备型号的更迭，都有可能对模型的可靠性产生极为重大的影响。如何开发建立具有高可靠性的模型，在循证医学层面如何评价和验证模型的可靠性，以及在临床实践应用层面如何持续地保障模型的可靠性，是医学人工智能领域临床研究方法学尚未完全解决的难题，也是所有该领域的研究者所必须面对的挑战。

第四节　精准医学临床研究设计

近年来，精准医学的迅猛发展获得了医学界的广泛关注。2015 年 1 月 20 日，美国总统奥巴马在国情咨文中从国家战略层面提出了"精准医学计划"（precision medicine initiative），将精准医学推向至现代医学发展的最前沿。随后 2016 年美国国会通过的《21 世纪治愈法案》（21st century cures act）进一步提出以患者为中心开展药物研发，强化了精准医学在药物开发中的作用。所谓精准医学（precision medicine）是以个体化医疗为基础，随着基因组测序技术快速进步及生物信息与大数据科学的交叉应用而发展起来的新型医学概念与医疗模式。其本质是通过基因组、蛋白质组等组学技术和医学前沿技术，对大样本人群和特定疾病类型进行生物标记物的分析与鉴定、验证与应用，从而精确寻找到疾病的原因和治疗的靶点，并对一种疾病不同状态和过程进行精确分类，最终实现对疾病和特定患者进行个性化精准治疗的目的，提高疾病预防与诊治的效益。

精准医学理念早已体现在实践中，悄然改变了人们对临床研究和治疗策略的认识和工作模式。目前传统的治疗措施是为"一般患者"所设计的，采用的治疗方案近乎"一刀切"（one-size-fits all），即所有患某种疾病的患者均用同一种治疗措施，故易导致较高的治疗无效率。相反，精准医学是一种基于"个体"的定制化医疗模式，其以患者独特的基因组、蛋白组和其他特征信息为基础来开展疾病的个体化治疗。"精准医学计划"的短期目标将致力于疾病的预防与治疗，通过加快设计和试验针对个体患者的有效药物、扩大基于遗传信息的临床研究、建立国家级的"疾病知识库网络"指导治疗决策等，助力推动新型个体化治疗的临床研究，提高广大患者的健康水平。精准医学理念的提出，反映了当前生命科学研究、转化医学研究、临床实践、基因测序技术的巨大进步及组学大数据的有效积累，体现了医学科学的发展新趋势。

一、精准医学临床研究设计要素考量

临床研究的发展经历了传统临床研究到循证医学研究阶段，如今在精准医学的背景下，精准医学理念的引入引起了临床研究领域的重大变革，其中就包含对于临床试验设计方案的巨大影响。精准医学研究以分子生物学本质为出发点，通过大数据挖掘分析技术提取有效的价值，指导和制订适合每位患者的个性化、更具针对性的预防和治疗措施，以期达到治疗效益最大化和医疗资源配置最优化。临床研究逐渐发展到将个体基因、环境与生活习惯差异考虑在内，对疾病进行精确地分类、预防、诊断和治疗的精准医学研究阶段。在临床研究中结合精准医学最新发展，重视生物标志物的研究和应用，将大大提升临床研究的成功率。例如通常情况下，美国FDA以Ⅲ期临床结果作为依据来决定是否批准该受试药物进入市场。针对2006—2015年间新药从Ⅰ期临床研究到最终获批上市的成功率调查显示，25.9%有生物标志物，仅8.4%没有生物标志物，而基于生物标志物的精准药物开发，依据相应生物标志物对患者进行筛选并分组，具有生物标志物的特定患者群体对该药物的应答率就会更高，获益风险比大大提高，这样就自然提高了临床研究成功的可能性。因此，临床研究设计也应随着传统临床研究和循证医学研究阶段向精准医学研究阶段的转变而转变。

（一）研究人群

传统临床研究将疾病根据临床特征进行粗略分型，例如按照病理进行分型，没有充分认识到个体基因变异的独特性和复杂性，存在很大的局限性。在精准医学理念下，临床医师可结合患者基因组数据对其所患疾病进行更为准确的分类，帮助患者选择更有针对性的药物或药物的组合及治疗方案，打破了传统的简单分型，实现精准治疗。通过合适的靶点、合适的适应证、合适的人群，充分利用生物标志物指导精准医学临床研究设计，进而提高研究效率。一般来说，利用生物标志物进行人群筛选，指导精准医学临床研究通常可考虑富集设计。

所谓富集设计（enrichment design）是在随机对照临床试验中，通过前瞻性利用患者特征（包括人口统计学特征、病理生理学特征、组织学、遗传学特征等）来确定试验的入组人群，从而使目标药物的有效性相对于未选择人群在该特定人群中更容易显现。如图7-7所示，富集设计对所有待入组的患者进行生物标志物检测筛选，剔除生物标志物检测为阴性的患者，仅入组生物标志物检测为阳性的患者，然后将其随机分配到试验组或对照组。该设计可有效富集对疗法潜在有应答的患者，且相对于其他设计方法所需随机分配样本量较小。

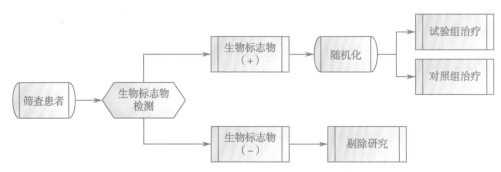

图 7-7　富集设计针对生物标志物进行人群筛选

（二）对照组

传统随机对照临床试验往往多采用双臂或者三臂设计，在精准医学指导下，对照组选择变得更加多样化、复杂化及精准化，最有特点的设计即为伞式设计（umbrella design）、篮式设计（basket design）、平台设计（platform design）。

伞式设计可针对单一疾病种类，同时开展多种研究药物或含研究药物的组合疗法的研究。伞式设计中各组之间采用不同的治疗方法，但所有试验组共用相同的对照组。伞式设计可以对比研究药物和标准治疗方案的效果，如果有更新的药物取代先前标准治疗方案，对照组也可进行相应的调整。篮式设计与伞式设计相反，是可将某种靶点明确的药物或某种疗法看作一个篮子，再把具有相应基因位点突变的不同疾病放进这个篮子中同时进行研究的试验设计。篮式设计中各组疾病特征不同，但基于同一个靶点采用同样的治疗方式（图 7-8）。平台设计是篮式设计和伞式设计的结合，在多种疾病、多个突变中进行多种药物的动态临床研究，且这些药物可以来自不同的企业或研究机构。

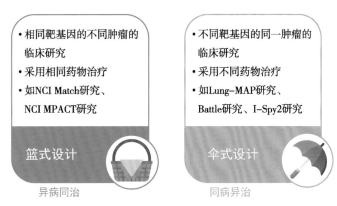

图 7-8 篮式设计与伞式设计比较（以肿瘤领域为例）

（三）终点指标

终点指标的选择、测量和比较是临床研究干预有效性评价中的关键考量因素。终点指标一般指各种干预治疗措施对患者产生的受益或伤害的临床结果，通常是指能够反映患者感觉、功能或生存特性或变化的指标。临床研究中选择终点指标的传统主要考量为客观、准确、稳定、易测量，并能充分反映患者的临床获益。精准医疗为临床终点指标的选择提供了新思路，终点指标的选择有了更多元的选择，尤其是效应分子标志物作为替代终点指标（surrogate endpoint）或中间终点指标（intermediate endpoint）。

替代终点指标是指能够替代传统的临床终点指标，反映和预测临床终点变化的指标。精准医疗背景下，可根据流行病学、治疗学、病理生理学或其他科学的证据，选择能够合理预测临床受益或者疾病转归的生物标志物作为替代指标，在临床研究中评价干预的有效性，并开展研究进一步验证其替代效果。需要特别注意的是，替代终点指标虽然可缩短观察周期、降低临床研究成本和执行难度，但不是真正的临床终点指标，且能够广泛使用的替代指标并不多。更重要的是，倘若替代终点指标选择不当，可能将导致临床研究失败。因此，选择替代终点指标需要特别谨慎。即使有的替代终点指标已经被某一疾病的干预临床试验验证过，但用于另一种疾病临床试验时仍然可能存在替代效果不足的风险。

中间终点指标一般而言本身不是一个与疾病最终临床结局相关的功能或症状测量的指标，且中间终点的改善一般不会直接指示临床获益的价值。精准医疗背景下，生物标志物也常常在临床研究中作为中间终点，治疗前后生物标志物的变化有时可预测或确定干预措施相关的安全问题，或揭示药理作用特点，或提供预测干预效果的可量化评价，有时还可以对药物剂量选择提供指导，从而有助于减少临床研究中的不确定性。此外，中间终点的好处在于比传统临床终点出现时间更早；假如中间终点显示的干预效果可以预测最终的临床结局，这时，中间终点实际上起到了替代终点的作用。例如，在治疗心力衰竭临床试验中，运动耐量有时作为中间终点。但需要注意的是，中间终点一般不作为确证性临床研究的主要疗效指标。

（四）随机化

传统双臂或多臂临床试验中，受试者通常被随机分配至各个干预组，既往广泛使用的传统随机化方法的特点为患者被分配至各组的概率在整个临床研究过程中保持不变。在精准医疗背景下，亦可采用适应性随机化对受试者分配概率进行适当调整。一般主要有两种适应性随机分配思路：①基于基线特征数据的比较性适应性随机，也称为协变量 - 适应性随机化；②基于结果的比较型数据的适应性随机，也称为应答适应性随机化。

第一种基于基线特征数据的比较性适应性随机是指受试者的分配部分或者完全取决于其基线特征或者之前所纳入的受试者。这种方法在平衡基线协变量上的处理分配较优。协变量 - 适应性随机化在合适的方法下不会直接造成第 I 类错误率的膨胀，但是相比于简单完全随机化可能会增加了随机分配的可预测性。第二种基于结果的比较型数据的适应性随机是指新纳入的受试者的分配随着之前纳入的受试者的结果而进行不断调整，优化随机分配比例，以探究在试验进行中哪些患者能够对哪种干预疗效更佳，从而更早地发现真正获益亚组，将更多的受试者分配至更有效的组别，更早地摒弃无效亚组。

从统计角度看，应答适应性随机化可以减小统计量的方差，进而缩短试验的时间、减少样本量。从伦理角度看，适应性随机可以使更多受试者接受更有效的治疗。从实用性角度看，应答适应性随机化也更加吸引受试者，因而更容易招募到受试者。在实际操作中需要考虑到，应答适应性随机化通常要求干预结局指标可以在较短时间内被观测到，否则新入组的患者需等到前面所有患者的干预结果观测到之后才可进行随机分组，因此对研究终点指标的选择和研究执行提出了更高要求和挑战。

（五）样本量

一般而言，传统临床研究中样本量确定由多个因素所决定，例如：I 类错误水平、检验效能、不同治疗组之间的预期疗效差异、疗效差异的变异程度等。其特点往往是事先根据参数进行样本量估计，整个研究过程中样本量固定不变。然而倘若预计的差异、事件总发生率或累积率等参数之间与实际情况有可能不一致，则使用固定样本量会导致各种问题。对这些参数估计不准确时会导致对研究的把握度过低或过高，两者都会产生不良后果。在精准医疗背景下，在试验设计阶段可能没有足够的信息估计样本量参数，此时可以基于期中分析的估计结果对样本量进行重新估计。采用样本量再估计（sample size re-estimation，SSR）可允许临床研究在进行期间更新参数估值，然后再相应地进行合理的样本量调整。

然而值得注意的是，倘若可以任意地改变临床研究的样本量大小，则会增加总体 I 类错误风险。例如，将期中分析结果用于调整最终样本量的适应性设计，如果对最终结果仍旧使用 0.05 的检验水准，则总体 I 类错误率可能会超过双倍膨胀。此外，对样本量再估计设计的主要顾虑是，研究者可能会根据中期试验获得的治疗组特定数据做出决定，从而传达整体试验的疗效信息，可能存在低效、I 类错误率升高、解读困难及治疗效果偏倚放大等问题。因此，在样本量再估计的精准医学设计中，需要考虑到潜在的总体 I 类错误控制方法，同样要考虑盲法及实施执行问题，这些问题都需要事先在方案中指定并在后期操作和分析中遵循。

二、精准医学临床研究设计应用考量

首先，精准医疗时代的到来使临床研究向个性化、精准性方向发展，精准医疗背景下的临床研究设计面临着新的机遇与挑战，在研究设计各个方面都要有更深入的考量。精准医学可通过生物标志物对潜在应答人群进行筛选，例如富集设计虽可有效进行研究人群筛选，但高度依赖于已发现的生物标志物的可靠程度。此外，富集设计还需要特别注意其潜在的局限性，在人群中生物标志物阳性率较低的情况下，需要对大量的人群进行生物标志物检测，这直接增加了研究实施成本与时间。另外，由于富集设计不纳入生物标志物阴性的患者，从而无法回答该干预措施对生物标志物阴性患者是否有效。

其次，随着对疾病和治疗措施的认识和理解加深，在对照组选择时可采用创新研究设计，如伞式设计、篮式设计等，这些新型试验设计在提高临床研究效率的同时也带来新的挑战。不仅会增加研究设计和分析的复杂性，更加需要强调研究的执行、规划和协调，还包括研究设计和不同统计分析模型可能带来的偏倚；样本量估计的复杂性；是否存在多重性校正问题；如何在这些研究设计框架下进行期中分析等。

最后，精准医学背景下的适应性随机化和样本量再估计具有灵活性，能够节约临床研究成本与时间，同时在一些情况下也更加符合伦理要求，因此在精准医学临床研究中的应用越来越广泛。适应性设计的方法较为复杂，在操作层面需要考虑的内容很多，如样本量再估计是否导致受试人群变化和总体 I 类错误膨胀的可能性等。使用适应性设计时最重要的考量在于如何保持研究的完整性和可靠性，一定要注意不能破坏临床研究的完整性和科学性，最重要的就是限制与研究相关的人员得到期中分析的比较结果信息，当信息被相关人员泄露时，研究人员知道了关于期中分析的结果可能会影响受试者入组、受试者依从性、研究终点的估计等，且操作中所产生的问题很难在统计分析中校正。因此，保持试验的期中比较结果的机密性以保证研究完整性非常重要。通常可以选择设立一个专门的独立机构对适应性设计的累积数据是否继续研究做决定，或者数据监查委员会同时承担决定研究继续，以及保证受试者安全性和研究完整性的职责。因此，研究者在凝练出科学问题后首先考虑是否有必要选择适应性设计。在实施过程中，正确把握风险与收益的平衡点，并做好质量控制，提高临床研究水平。

三、精准医学临床研究案例

【研究背景】

在精准医疗时代，充分利用现有的生物标志物检测技术、个体基因诊断、大数据辅助临床决策，通过精准检测加数字化方案推动精准医疗，为不同患者制订科学合理的个体化治疗方案。近年来肿瘤治疗领域里程碑式的发展无疑是免疫治疗，伴随着对肿瘤免疫治疗研究的一步步深入，针对介导肿瘤发生发展的各种信号通路的研究也越来越受到重视，程序性死亡分子 1（programmed cell death protein 1，PD-1）及其配体（programmed death-ligand 1，PD-L1）信号通路便是其中的一种。从来没有药物可以像 PD-1/PD-L1 通路抑制剂这样迅速而彻底地改变肿瘤的治疗方案，回顾 PD-1 靶点的药物开发之路，充分体现了精准医疗与免疫治疗的完美结合，促进了个体化精准治疗方案的开发。

以肺癌为例，肺癌是全球发病率和死亡率最高的恶性肿瘤，其中非小细胞肺癌（non-small cell lung cancer，NSCLC）为主要亚型。长期以来对于无驱动基因突变的晚期非小细胞肺癌，化疗仍是首选的标准治疗策略，传统化疗由于有效率不高、副作用较大，限制了医师的治疗选择及患者的临床获益。从既往研究来看，化疗的有效率为 30%～40%，PFS 为 6～7 个月，如何使晚期非小细胞肺癌中占绝大多数的无驱动基因突变患者得到更长远的生存获益，一直以来都是研究焦点所在。近年来免疫治疗的异军突起，让我们看到了肿瘤治疗的新曙光，PD-1/PD-L1 通路抑制剂可以解除 T 细胞被负向调控的因素，进而可能延长非小细胞肺癌患者的生存期。

纳武利尤单抗（nivolumab）和帕博利珠单抗（pembrolizumab）都是针对 PD-1 免疫检查点的单抗，两者均在非小细胞肺癌二线治疗中取得了突破性进展，随着 PD-1 免疫检查点抑制剂的认识不断加深，纳武利尤单抗和帕博利珠单抗同时瞄准非小细胞肺癌一线治疗高地进军。2014 年 3 月，纳武利尤单抗启动了 NSCLC 一线治疗Ⅲ期 CheckMate-026 研究，帕博利珠单抗不甘示弱，几乎与此同时，2014 年 9 月设计并启动了 Keynote-024 研究。两个治疗药物针对同一个适应证开发，临床研究谁胜谁负之争胶着。

【研究结果】

2016 年丹麦哥本哈根欧洲肿瘤内科学会（European Society for Medical Oncology，ESMO）大会上，CheckMate-026 和 Keynote-024 的研究结果同时重磅公布，然而结果却让人感受到悲喜两重天。帕博利珠单抗在 Keynote-024 临床试验中大获全胜，其疗效显著优于一线化疗。主要终点 PD-L1 高表达（≥50%）的患者中，帕博利珠单抗对比化疗，PFS 延长 4.3 个月（表 7-9）。尽管 OS 尚未成熟，但是从当时数据来看，帕博利珠单抗较化疗组降低了 40% 的死亡风险。相反的是，与一线化疗相比，在 PD-L1≥5% 阳性表达的患者中纳武利尤单抗未能延长 PFS 及 OS。因此，帕博利珠单抗改写了晚期非小细胞肺癌的一线治疗策略。Keynote-024 研究帕博利珠单抗占领了非小细胞肺癌一线治疗高地，而 CheckMate-026 研究败走麦城，纳武利尤单抗饮恨 NSCLC 一线治疗。

同一个靶点，同一类药物，同一个适应证，是什么原因导致了两个相似药物的临床研究结果截然相反呢？

表 7-9　Keynote-024 与 CheckMate-026 研究结果比较

	Keynote-024 研究	CheckMate-026 研究
无进展生存（PFS）	帕博利珠单抗 vs. 化疗：10.3m vs. 6.0m	纳武利尤单抗 vs. 化疗：4.2m vs. 5.9m
PFS 风险比	0.50（0.37～0.68）	1.15（0.91～1.49）
P 值	$P<0.001$	$P=0.250$
总生存时间（OS）	帕博利珠单抗 vs. 化疗：30.0m vs. 14.2m	纳武利尤单抗 vs. 化疗：14.4m vs. 13.2m
OS 风险比	0.63（0.47～0.86）	1.02（0.80～1.30）
P 值	$P=0.002$	$P>0.05$

【研究方法】

纳武利尤单抗和帕博利珠单抗都是针对免疫检查点 PD-1 的单抗,两者均在非小细胞肺癌二线治疗中取得了突破性进展,但为何在一线治疗上取得了截然不同的结局呢? Keynote-024 研究和 CheckMate-026 研究两项研究公布之后,有太多的评论与解读,从不同角度立场分析 Keynote-024 的"成"和 CheckMate-026 的"败"。当我们再次复盘这场巅峰之战时,或许可以从两个药物在开展免疫治疗临床试验的设计上的不同谈起。

(一) CheckMate-026 研究设计

CheckMate-026 是一项开放标签、随机分组Ⅲ期研究,主要考察一线使用纳武利尤单抗单药治疗与研究者选择的化疗方案在晚期非小细胞肺癌患者中的疗效差异。入组初治的Ⅳ期或复发非小细胞肺癌患者,而且经检测为 PD-L1 表达阳性(PD-L1 表达≥1%)。受试组接受静脉注射纳武利尤单抗 3mg/kg(每 2 周 1 次),对照组给予研究者选择的化疗方案,给药一直持续到疾病进展、出现不可接受毒性事件或完成 6 个给药周期。研究的主要终点是 PD-L1 表达≥5% 的患者的 PFS。

(二) Keynote-024 研究设计

Keynote-024 研究是一项随机对照Ⅲ期研究,主要目的为评价一线使用帕博利珠单抗单药治疗对比化疗方案在晚期非小细胞肺癌患者中的疗效差异。纳入未经治疗的Ⅳ期非小细胞肺癌患者,并且 PD-L1 高表达(PD-L1 表达≥50%),ECOG 评分 0～1 分。纳入患者按照 1:1 随机分配至帕博利珠单抗(200mg,每 3 周一次)组或含铂双药化疗组。主要研究终点为 PFS,由双盲独立委员会采用 Recist 1.1 评估。

(三) CheckMate-026 与 Keynote-024 研究设计比较

Keynote-024 与 CheckMate-026 这两项研究代表着截然不同的风格,虽然两项研究均采用了以肿瘤 PD-L1 表达阳性为入组患者的筛选指标,不同点是这两项研究所要求的 PD-L1 的表达程度并不尽相同。是针对更广泛的人群?还是更精准的治疗?显然 Keynote-024 研究选择了后者。

先前研究显示 PD-L1 表达程度与接受 PD-1/PD-L1 通路抑制剂的疗效可能存在一定关联。在 Keynote -024 研究中,以肿瘤细胞 PD-L1 表达不小于 50% 为入组标准,这一人群约占非小细胞肺癌患者中的 1/4 左右,通过生物标志物 PD-L1 高表达富集人群,可以最大程度上保证入组患者同质性良好,进而获得更佳的免疫治疗疗效,最终 Keynote-024 研究的研究结果也不负众望,接受免疫治疗的患者其疗效显著优于化疗组。对比来看,CheckMate-026 研究设置以 PD-L1 表达≥1% 为入组标准,大约可以占到患者总人群的一半多,当然这样的缺点就是可能会纳入更多并不会从免疫治疗获益的患者人群(表 7-10)。

Keynote-024 和 CheckMate-026 研究主要终点均选择了 PFS,但评估的人群有所不同,Keynote-024 在纳入的 PD-L1 表达≥50% 的患者中评估疗效,而 CheckMate-026 在 PD-L1 表达≥5% 的患者中评估疗效。次要研究终点中均包括了 OS、客观缓解率(objective response rate, ORR)、安全性等指标,不同的是 CheckMate-026 的次要终点还包括了 PD-L1 表达≥1% 人群的 PFS。二者均采用了 1:1 随机化,但 Keynote-024 总样本量小于 CheckMate-026 研究样本量(305 例 vs. 541 例)。Keynote-024 研究采用富集设计除了精准选择了潜在获益人群之外,还用相对更经济的样本量和更短的时间赢得了在非小细胞肺癌一线治疗战场的胜利。富集设计不仅精准纳入潜在获益人群,还在一定程度上扩大了组间获益趋势,从而可以利用相对较小的样本量完成确证性试验（表 7-11）。

表 7-10　Keynote-024 与 CheckMate-026 人群选择标准比较

	Keynote-024 研究	CheckMate-026 研究
入选标准	初治的 IV 期 NSCLC	初治的 IV 期或复发 NSCLC
	EGFR 突变 /ALK 阴性	*EGFR* 突变 /ALK 阴性
	PD-L1 表达≥50%	PD-L1 表达≥1%
	如果恰当处理，脑转移者可以纳入	若随机化前至少 2 周获得妥善治疗，CNS 转移可以纳入
	ECOG 评分 0～1	ECOG 评分 0～1
排除标准	需要系统治疗的自身免疫性疾病患者	需要系统治疗的主动性自身免疫性疾病患者
	已接受了糖皮质激素治疗或免疫抑制疗法	已接受了糖皮质激素治疗或免疫抑制疗法

表 7-11　Keynote-024 与 CheckMate-026 研究终点与样本量比较

	Keynote-024 研究	CheckMate-026 研究
主要研究终点	PFS	PFS
评估人群	PD-L1 表达≥50% 患者	PD-L1 表达≥5% 患者
RECIST 1.1 标准	是	是
独立评估委员会	是	是
评估间隔	每 9 周	每 6 周
次要研究终点	OS，ORR，安全性	PFS（PD-L1 表达≥1%），OS，ORR
随机化	1∶1 随机	1∶1 随机
样本量		
试验组	154 例（帕博利珠单抗）	271 例（纳武利尤单抗）
对照组	151 例	270 例

注：PFS. 无进展生存；OS. 总生存时间；ORR. 客观缓解率。

　　总的来说，Keynote-024 研究针对的是高选择性患者（PD-L1≥50%），而 CheckMate-026 则是针对低选择性患者（PD-L1≥1%）。这两个研究结果的差异，或许并不在于这两个药物疗效之间的差别，患者人群选择可能是导致 CheckMate-026 研究失败的重要一环，虽然低选择人群意味着能覆盖更广泛的患者，但从精准医学的角度来看，高选择性、个体化医疗才是精准医学的精髓所在。

【讨论及后续】

　　在精准医疗背景下的临床研究是现今的重要方向，是否充分利用生物标志物，采用恰当的临床研究设计直接关系到临床研究的成败。近年来已有多项精准医学生物标志物驱动的临床研究，以肺癌为例，从 EGFR 靶点、ROS1 靶点到 PD-1/PD-L1 靶点，精准医疗临床研究的一系列成功改变了肺癌治疗策略与模式，为患者带了巨大生存获益（表 7-12）。

　　尽管 CheckMate-026 临床研究意外失败，纳武利尤单抗在 PD-L1≥5% 非小细胞肺癌患者一线治疗疗效并不理想。但研究人员本着不抛弃不放弃的态度，对 CheckMate-026 进行

表 7-12　肺癌领域生物标志物驱动的临床研究

研究名称	靶点	药物	时间
OPTIMAL	EGFR	厄洛替尼	2008.8—2009.7
ENSURE	EGFR	厄洛替尼	2011.3—2012.6
Lux-Lung 6	EGFR	阿法替尼	2010.4—2011.11
PROFILE 1029	ALK	克唑替尼	2012.9—2014.7
OO-12-01	ROS1	克唑替尼	2013.10—2015.1
CheckMate-026	PD-1	纳武利尤单抗	2014.3—2015.4
Keynote-024	PD-1	帕博利珠单抗	2014.9—2015.10

回顾性分析，意外发现采用肿瘤突变负荷（tumor mutation burden，TMB）作为纳武利尤单抗疗效预测标志物可显示出更明显的临床获益。研究者根据 TMB 将患者分为低、中、高三组，在 541 名随机患者中，312 名（57.7%）有可评估数据来确定 TMB。在 TMB 高表达的患者中，采用纳武利尤单抗进行治疗后，ORR（47% vs. 28%）和 PFS（9.7 vs. 5.8 个月）均显著优于化疗。在纳武利尤单抗免疫治疗中，TMB 可能是潜在的疗效预测生物标志物，也就是说只要通过 TMB 或 PD-L1 表达情况进行亚组分析后，就有可能筛选出潜在获益更大的患者群，从而获得临床研究的成功。从这一研究开始，TMB 开始作为纳武利尤单抗免疫治疗潜在的生物标志物，随后在 CheckMate-227 研究中 TMB 获得了进一步验证，从此开启了非小细胞肺癌应用之路。

精准医学驱动的临床研究所占的比重越来越大。由于每个患者均具有特异的基因组学和生物学特性，我们可能会对单个患者进行下一代测序（next generation sequencing，NGS）检测、设计小分子化合物、观察疗效和安全性。最后通过大样本的汇总后，可能会得到超乎想象的结果。未来临床诊疗朝向更加精准的方向发展还有很长的路要走，如何寻找更加有效的生物标志物，如何整合多组学数据，如何选择更恰当的研究设计，在精准医疗背景下将是未来重要的研究方向。

TIPS

1. 研究设计是临床研究的灵魂，不仅需要研究者参与，还需要流行病学、统计师等多方角色参与，临床研究方案是临床研究的纲领性文件，方案撰写可参考 SPIRIT、CONSORT 规范。

2. 干细胞是一类活细胞，对干细胞的特性，尤其是临床疗效和安全风险的特点的研究尚处在不断积累经验阶段，因此干细胞临床研究设计侧重于干细胞特性考量，在保障受试者权益前提下，权衡风险与获益。需要重点考量的设计要素包括研究人群、终点指标、统计学设计、伦理与实施和干细胞特殊性考量。

3. 医学人工智能临床研究流程主要分为研究设计阶段、数据收集阶段、算法开发阶段和模型验证与评价阶段，其研究设计需要兼顾临床研究和机器学习的考量。主要考虑的设计要素包括研究人群、采集数据、临床结局、模型评价。

4. 精准医学背景下的研究设计主要考量的设计要素包括研究人群、对照组、终点指标、随机化和样本量。与传统临床研究相比，精准医学临床研究在设计上具有充分的灵活性，因此一定要注意保障临床研究的完整性和科学性。

5. 本章相关 SOP 模板　模板 7.1　临床研究方案设计 SOP

参 考 文 献

[1] 国家药监局, 国家卫生健康委. 国家药监局国家卫生健康委关于发布药物临床试验质量管理规范的公告（2020 年第 57 号）[EB/OL]. (2020-04-23)[2020-05-22]. http://www.nmpa.gov.cn/WS04/CL2138/376852.html.

[2] 国家药品监督管理局. 药物临床试验数据管理与统计分析的计划和报告指导原则（2016 年第 113 号）[EB/OL]. (2016-07-29)[2020-05-22]. http://www.nmpa.gov.cn/WS04/CL2138/300193.html.

[3] CHAN A W, TETZLAFF J M, GØTZSCHE P C, et al. SPIRIT 2013 explanation and elaboration: guidance for protocols of clinical trials[J]. BMJ, 2013, 346 : e7586.

[4] 赵晶晶, 龙泳, 刘学东. 2013 临床试验方案规范指南（SPIRIT）及其解读 [J]. 中国循证儿科杂志, 2014, 9(5): 381-388.

[5] WOODCOCK J, LAVANGE L M. Master Protocols to Study Multiple Therapies, Multiple Diseases, or Both[J]. N Engl J Med, 2017, 377(1): 62-70.

[6] 谢丽, 路茂杰, 沈力, 等. 我国干细胞临床试验方案设计常见问题及其优化措施 [J]. 中国医药生物技术, 2019, 14(3): 280-285, 272.

[7] 高建超, 黄云虹, 王洪航, 等. CAR-T 细胞治疗淋巴造血系统恶性肿瘤临床试验设计相关问题的考虑 [J]. 中国肿瘤生物治疗杂志, 2019, 26(8): 833-836.

[8] 徐昌榕, 柏建岭, 陈梦锴, 等. 靶向临床试验全随机设计四种分析策略的比较 [J]. 中国临床药理学与治疗学, 2018, 23(7): 782-789.

[9] TOPOL E J. High-performance medicine: the convergence of human and artificial intelligence[J]. Nat Med, 2019, 25(1): 44-56.

[10] GINSBERG J, MOHEBBI M H, PATEL R S, et al. Detecting influenza epidemics using search engine query data[J]. Nature, 2009, 457(7232): 1012-1014.

[11] LAZER D, KENNEDY R, KING G, et al. The parable of google flu: traps in big data analysis[J]. Science, 2014, 343(6176): 1203-1205.

[12] CARBONE D P, RECK M, PAZ-ARES L, et al. First-line nivolumab in stage iv or recurrent non-small-cell lung cancer[J]. N Engl J Med, 2017, 376(25): 2415-2426.

[13] RECK M, RODRÍGUEZ-ABREU D, ROBINSON A G, et al. Pembrolizumab versus chemotherapy for PD-L1-Positive non-small-cell lung cancer[J]. N Engl J Med, 2016, 375(19): 1823-1833.

第八章

临床研究数据管理

临床研究数据的准确可靠、科学可信是保证研究结果真实可靠的基础。国内外已经有诸多法律、规定和指导原则，对用于新药注册的临床研究数据的可靠、完整与准确性做出相应规定。高质量的 IIT 数据在科研领域和商业领域占有越来越重要的地位。目前，符合 GCP 的高质量 IIT 数据，可以用于支持已上市抗肿瘤药物增加肿瘤领域新适应证。国家药监部门也正在探讨 IIT 数据用于支持细胞和基因治疗产品注册的条件。

规范化的数据管理不仅是回应政策与监督的措施，更是确保临床研究数据质量水平的基本流程。其主要任务是保证数据可用性、数据质量和数据安全，内容包括在临床研究过程中按照研究方案规定流程采集并录入数据，随后按临床研究的标准管理数据库，对数据进行逻辑核查、疑问质询、盲态审核、数据库锁定、数据传输与归档等操作。本章从 IIT 项目数据管理常见问题出发，结合临床研究中心在数据管理上的实践，探讨临床研究中心数据管理的实施内容，并介绍实现高质量临床研究数据的关键步骤：数据管理的流程和病例报告表的设计等。

第一节　临床研究数据管理的现状与挑战

对于 IIT 而言，国内的研究者往往因为临床工作繁忙，且研究团队缺乏专职数据管理人员，而难以实现数据的系统化管理。再加之数据管理意识不强、管理措施不当、数据质量不高等因素，增加临床研究开展的成本，同时造成 IIT 临床研究结果与实际结果存在偏差，不利于产生高水平成果。在临床研究的数据管理中，容易出现的困难和问题如下。

（一）临床病历资料难以满足科研需求

在临床研究中，原始数据常来自临床诊疗记录、门诊病历、住院病历、护理记录和实验室报告等，但这些记录一般无法直接用于研究分析，需要进行清理和信息提取或随访才能使用。同样常会出现的困难是，标准临床治疗和检测不包含研究相关指标，所需信息无法常规获取。更重要的是，组织内各科室数据库相对独立，数据的接入和合并存在一定执行方面的困难，使研究进入僵局。

（二）病例报告表设计缺陷或歧义

在 IIT 中 CRF 经常会有设计不合理、歧义和与研究目的不匹配等现象，它们会导致录入数据错误率增高，甚至收集不到研究所需要的数据。本章第三节将介绍 CRF 设计的流程和要点，通过数据收集的第一道关卡提高研究数据的质量。

（三）数据采集和录入不规范

在忙碌的临床工作压力下，研究者往往会延后甚至遗漏数据录入的工作，选择暂时在纸质 CRF 或是医院病历系统中简单记录，这种情况会导致后续填补数据的时间记录错误，无法直接和受试者沟通，无法判断事件先后和因果，进而出现录入信息的遗漏甚至错误；另外，部分医院门诊病历系统未保存患者的病历资料、研究者未额外收集整理可能导致患者数据缺失；填写不规范在降低数据管理效率的同时，造成信息歧义甚至无法使用等问题。

（四）数据缺乏版本控制、锁库等操作

在使用和 Excel 类似的不包含时间戳的开放型工具记录研究数据时，时常会出现数据库版本混乱，甚至在统计分析时使用错误版本的数据的情况。因此，缺乏版本控制和锁定记录的数据的可信度会降低。

（五）缺乏权限控制

在 IIT 中，有时会涉及受试者的病例化验单等包含隐私信息的文件和数据，在缺乏权限控制的系统中，一方面，会导致未被授权的工作人员接触到受试者的隐私信息，有隐私信息泄露的风险；另一方面，未设置权限的系统也可能导致意外破盲，双盲研究不得不改变为开放性研究，降低研究的证据强度。且在不使用电子数据采集系统（electronic data capture system，EDC）的研究中，这个问题是广泛存在的。

使用 EDC 建立规范化的数据管理系统是上述问题的综合解决方式，结合成熟的流程和专业化的辅助工具，结构化地获取研究数据，既满足高质量的临床数据管理需求，又能节省人力和时间资源，还能使数据重复使用并继续添加，实现数据价值的最大化。现存的商业化 EDC 主要为新药递交上市相关的临床研究服务，但研究者发起的临床研究对于 EDC 的灵活性有更高的需求，针对中国临床工作者多样化的科研需求，建立临床研究的支撑平台，协助临床研究医务人员提升数据管理能力，从而进一步开发中国的临床资源，增加符合中国国情的临床研究，为更适合中国人群的临床实践指南提供证据支撑。

第二节　临床研究数据管理的内容

临床研究数据的质量保障基于系统、可靠的数据管理系统和数据管理流程。数据管理的主要任务是保证数据可用性、数据质量和数据安全。数据管理需要依照数据管理计划，在研究团队相关人员的监督和核对下高效而优质地施行。其中建立良好的数据管理系统，并执行规范化操作满足数据稳定性、保密性等需求，同时数据管理人员按照质量标准对项目进行质量控制、对未达到预期质量标准的项目采取补救措施等方式保证数据质量，从而从数据层面保证研究结果的科学可靠，为后续统计分析的顺利进行打下坚实的基础。

数据管理在临床研究中是一项常规步骤，然而在观察性研究中，特别是使用临床诊疗的数据进行的研究中，数据管理步骤常被忽视。事实上，无论哪种临床研究都需要进行数据管理，本节将先介绍临床研究的一般数据管理流程，随后介绍观察性临床研究的注意要点。

一、数据管理的一般流程

现存的比较成熟的 EDC 有商业化的 Oracle Clinical、InForm 和 Rave 等系统，也有 REDCap类似的开源工具，具体的选择在第四章已有较为详实的叙述。总的来说，临床研究的数据

管理大体分为以下几个步骤，CRF 设计、建立数据库、数据接收与录入、数据核查与质疑、数据清理与审核、锁库与转移等（图 8-1）。

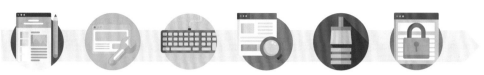

CRF设计　建立数据库　数据接收与录入　数据核查与质疑　数据清理与审核　锁库与转移

图 8-1　临床研究数据管理一般流程图

CRF. 病例报告表。

（一）CRF 设计与建立数据库

CRF 与数据库的设计依赖于研究方案和数据管理计划，确保研究方案中所需的数据能被全面且完整地收集。在设计 CRF 时，需要良好的团队沟通并添加 CRF 填写指南、数据库设计说明等文字性说明，避免后续录入人员产生误解。良好的 CRF 和数据库设计对随后的分析整合提供了可靠的数据结构支持，保证了临床研究的效率和科学可靠性。现存大多数较成熟的临床数据采集／管理系统中，电子 CRF 的设计和数据库建立会同时进行，通过测试后便可以上线使用，效率较高。

（二）数据接收与录入

对来源于外部的数据，在保证可追溯性和可靠性的同时，也需注意数据传递过程中的保密性，传输前的脱敏措施和识别信息的设置也尤为重要。

而在录入过程中，最重要的是录入的准确性，过去的纸质记录转电子数据过程会通过双录入或手工核查等方法保证数据准确性，而 EDC 系统一般不需要过于繁琐的录入核查措施。

（三）数据核查与质疑

数据核查的目的是保证数据的完整性、有效性和正确性。这个过程可以是现场监查，也可以是中心化的数据监查，数据核查与临床研究监查相关内容详见本章第四节与第九章。

数据核查后产生的质疑会被发送给临床协调员或研究者，数据管理员根据返回的质疑答复对数据进行修改。

（四）数据清理与审核

研究者或临床研究协调员需对数据核查提出的质疑做出回答，监查员和数据管理员关闭已回答的质疑，直至数据质疑被清理干净。该过程是修正数据的标准流程之一，需要在数据修正过程中明确各个角色的职责，最终有利于数据的可靠性和可追溯性。另外，临床研究中收集的病史、伴随用药和不良事件等内容建议使用标准化的数据字典进行编码。该措施既保证了研究结果的可靠性，也保证了未来合作中数据的互通性。现今常用的标准字典有 MedDRA、WHODrug 等。

数据在锁库前，需要完成所有录入，完成一致性核查、逻辑核查、医学编码和医学核查等步骤，所有质疑关闭，最终由研究相关人员批准签字。

（五）锁库与转移

数据库的锁定是临床研究过程中的重要里程碑，能够防止无意的或未授权的更改。在锁定前，应保证所有质疑得到清理，所有核查批准过程完成并各类文件归档。锁定的工作程序需要提前制订并遵守,在保证相关人员得到通知后进行。在特殊情况下,锁库后发现严重的数据问题需要对数据进行修改,这时需要在研究团队的讨论决定后,谨慎地重新开锁并记录整个过程。

数据保存时需要保证数据的安全、完整和可及性,并对保存过程进行记录。在研究完成后,对研究数据、外部数据、元数据信息、数据管理计划书、编码字典、稽查轨迹等进行分类保存与归档。

二、IIT 数据管理的特殊考量

临床工作者手中最常见的数据就是临床诊疗数据,而 IIT 项目往往涉及观察性/回顾性的数据,这些数据存在来源多样、结构与编码不统一、关键数据缺失等问题,采用 IST 常用的前瞻性数据管理系统通常难以满足 IIT 项目的需求。将这些数据转化为临床研究可用的数据,难度较高,但如果能准确地从临床实践的海量数据中提取关键信息,无论从科研角度还是医疗健康角度,都将是一份巨大的收益。对于上述问题,可以参考 STROBE 声明和 RECORD 规范等针对观察性研究、真实世界研究的发表声明。虽然上述指南都是研究报告的规范(见第七章),但报告内容的清单为观察性和回顾性临床研究的数据管理提供了良好的参考,如 RECORD 提出报告中需阐明研究对象的编码和链接不同数据库的算法,STROBE 声明中建议清晰定义结局、暴露、预测因子、混杂因素等变量,在数据管理过程中明确这些变量,并有目的地对其进行管理,可以使回顾性和观察性研究的数据管理效率大大提高。

对 STROBE 声明和 RECORD 规范进行提炼后,可以得到的回顾性、观察性数据管理要点有(图 8-2):①对于研究对象或受试者,要保证可贯通各个数据库的鉴识代码(或用于转换的算法),保证对象或记录不会出现错误匹配和重复等;②对于关键因素,如暴露、结局等变量,要明确其编码、单位和转换算法,保证这些信息在数据管理和统计分析阶段能够共享和交流;③对于每条记录,尤其是关键因素的记录,需要明确不同数据库联结时的算法,以防数据合并时出现错误;④指定清晰的数据清理计划,从分析利用的角度进行数据清理,并保留处理和清理时的记录。

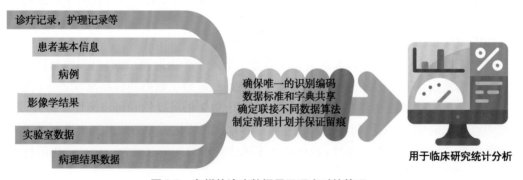

诊疗记录,护理记录等
患者基本信息
病例
影像学结果
实验室数据
病理结果数据

确保唯一的识别编码
数据标准和字典共享
确定联接不同数据算法
制定清理计划并保证留痕

用于临床研究统计分析

图 8-2　多样的诊疗数据用于研究时的管理

解决观察性和回顾性研究数据质量的根本方法其实是注重临床诊疗中常规数据的收集,从而提高临床数据和记录的质量。清晰明确的临床诊疗、社区卫生健康记录,既是患者和社区居民健康的高质量医疗数据,也是医师和临床研究者宝贵的科研素材,这不仅需要临床研究方法学人员的指导,也需要临床研究者的积极合作。

第三节 临床研究病例报告表设计

病例报告表（case report form，CRF）是临床研究中记录临床资料的表格，每一受试者有关研究的资料均应记录在预先按研究方案设计的 CRF 中。它们依据原始记录而填写，以便申办者对不同中心的资料进行集中分析。

CRF 设计的基本原则是要按照研究方案和统计计划进行设计。研究方案规定了受试者参与临床研究的整个流程，反映到 CRF 中就决定了其中需要哪些访视及访视需要收集的数据。统计计划书则更加详细地规定了需要收集的数据的具体属性。在此基础上，研究者可以确定 CRF 中的模块，通过参考临床数据获取协调标准（clinical data acquisition standards harmonization，CDASH）在 CRF 模板的基础上进行个性化修改以满足方案和统计计划书。之后根据方案和统计计划书按照访视时间顺序确定每个访视的数据模块，以时间顺序排列各个访视的数据模块最后形成数据报告表。

一般情况下，设计好的 CRF 需要相关人员，如数据管理人员、统计师、研究者等，审核修改后批准，审核修改过程或将持续几轮。

一、CRF 常见问题

CRF 作为临床研究数据收集的入口，成为数据质量的先决条件。这也意味着在 CRF 中存在的问题常常会导致研究数据的质量不可逆转地下降，以下是几个在 CRF 设计中常见的问题，从中可以反映出 CRF 设计中需要注意的要点：

1. 数据填写的规则不清晰，自由文本过多，没有提前设置测量单位，缺乏数据结构，如图 8-3 中所示所需记录项目下的具体条目并没有明确规定，修改方法可以参考本节第三部分，另外常见的问题还有条件过于复杂难以填写、没有设置逻辑核查等。

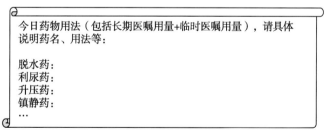

图 8-3 CRF 设计问题示例 1

2. CRF 与研究方案及统计计划不符合，具体表现在数据类型不一致，例如方案中描述规定比较两组人群的年龄平均值是否有差异，如果按图 8-4 中直接收集分类变量，将失去以年龄作为连续型变量分析的可能，但反之直接收集不需要二次计算并且不会随时间变化，如出生年月日等，既可以随时按需要转化分类变量，也可以避免因虚岁等文化差异造成的误差。另外，还有访视不一致、访视缺失、意外揭盲、额外信息等常见问题，在 CRF 设计阶段就造成数据质量下降的风险。

3. CRF 关键性模块缺失。例如在非干预性研究的 CRF 中，常会出现不良事件的缺失；

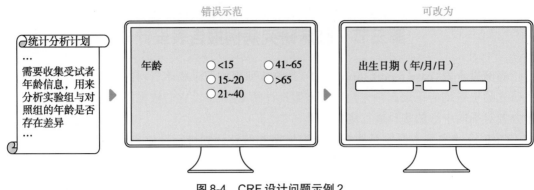

图 8-4　CRF 设计问题示例 2

在随访时间较短的研究中，CRF 中常会出现伴随用药和对于实施者安全监测的实验室检查项目的缺失；在 RCT 中也会偶尔出现入排标准的缺失。

二、CRF 设计流程

CRF 的设计、修改及最后确认会涉及多方人员的参与，可以包括申办者、研究者、数据管理员、统计人员和 CRC 等（图 8-5）。一般而言，在 IST 中，CRF 初稿由申办者完成，但其修改与完善由上述各方共同参与，最终由申办者批准。而在 IIT 中，CRF 的起草工作主要由研究者负责，经统计师、数据管理员等的审核和修改后由研究者定稿。

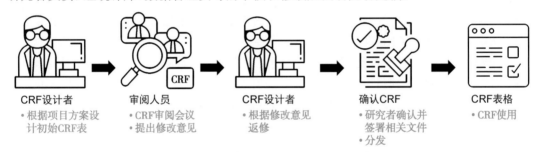

CRF设计者	审阅人员	CRF设计者	确认CRF	CRF表格
·根据项目方案设计初始CRF表	·CRF审阅会议 ·提出修改意见	·根据修改意见返修	·研究者确认并签署相关文件 ·分发	·CRF使用

图 8-5　CRF 设计常规流程示意图

CRF. 病例报告表。

随着信息技术的发展和临床研究的逐渐精细化，电子化病例报告表（eCRF）已经逐步代替了纸质的 CRF。eCRF 在满足高效的数据录入时，提高了录入的效率和准确度。相比于纸质 CRF，eCRF 的优势包括①从访视到数据录入的时间更短，通过 CRF 的设计（选择题和判断题为主）数据录入效率更高；②通过系统逻辑核查规则的制订，能够实时地发现数据录入过程中的错误，从而提升数据录入准确度；③提供更高效的数据稽查和监查方式，减少许多常规的数据稽查和监查工作；④由于 eCRF 采用了标准化的数据交换标准和大量相关研究累积的数据字典，能够几乎不用数据编码和解码的工作，就能生成符合标准的 CRF，标准化的数据交换字段也能够提升数据处理和分析代码的利用率；⑤一定条件下，录入 EDC 的数据可以视为临床研究的原始数据，所有电子化的数据在传输、计算、算法核查中，只要相关的数据处理代码不变，所有的结果都是一致、可重复的，确保了相关核查与统计结果的可靠性；⑥当临床研究完成所有研究相关数据采集后，能够快速地导出用于分析的数据集合，也能够快速生成常规的、符合审核标准的数据分析报告。

最后，在设计 CRF 时应符合相关法规，如 ICH 和我国 GCP 对 CRF 的设计要求及 CRF 的质量控制（quality control，QC）和质量保证（quality assurance，QA）规范。同时，设计 CRF 时建议遵守四个原则：一是遵守研究方案，CRF 中只记录方案中规定采集的信息；二是全面完整、简明扼要，既要保证采集信息的完整性，同时也应避免重复采集信息；三是易于理解、方便填写，格式和顺序要合理，符合研究人员填写习惯；四是便于数据录入和统计分析，尽量采用客观、可量化的问题，减少文字书写。临床研究是一项复杂的系统工程，只有高质量的临床研究才能得到真实有效的研究结果，而质量源于设计，设计良好的 CRF 才能使研究者们更好地记录研究数据，有效保障临床试验数据质量。

三、CRF 设计实践案例

【研究背景】

某项多中心随机双盲安慰剂对照的糖尿病药物临床研究，其中主要终点指标为基线到第 6 周的糖化血红蛋白（glycosylated hemoglobin，HbA1c）和体重的变化，次要终点为一系列安全性指标、腰围、口服葡萄糖耐量试验（oral glucose tolerance test，OGTT）和糖尿病相关生存质量量表（audit of diabetes-dependent quality of life，ADDQoL）等的变化。设计中包括 6 次访视，分别为筛选入组、基线期、治疗阶段各次访视和随访记录。

【CRF 设计】

根据该研究的方案，研究者、统计师和数据管理员沟通后决定了需要收集的数据，包括入排标准、人口学信息、生命体征、体格检查、实验室检查、用药情况、疾病及用药史、合并用药和不良事件等项目。汇总上述条件，数据管理人员或统计师通常会生成一张研究日程表（图 8-6），用于指引每次访视中 CRF 的编写和后续的填写，需要注意避免漏排或错排研究所需的关键信息。

研究访视	筛选期	治疗阶段				随访
	访视1	访视2	访视3	访视4	访视5	访视6
	筛选（第−2周）	基线（第0周）	第2周	第4周	第6周	第10周
知情同意	×					
入排标准	×	×				
人口学信息	×					
用药/病史	×				×	
身体检查	×	×		×	×	
生命体征	×	×	×	×	×	×
12−导联心电图	×	×				
血液检查*		×		×	×	
尿常规		×			×	
腰围		×			×	
OGTT检查		×			×	
ADDQoL问卷		×			×	
合并用药	×	×--------------------------------------×
不良事件		×--------------------------------------×
*血液检查中包括血常规、血生化、肝肾功能、微量元素、糖代谢指标（包括HbA1c）、HCG等项目。						

这些模块将在本次案例中展示

图 8-6　研究日程表示例

OGTT. 口服葡萄糖耐量试验；ADDQoL. 糖尿病相关生存质量量表；HbA1c. 糖化血红蛋白；HCG. human chorionic gonadotropin，人绒毛膜促性腺激素。

【eCRF 构建】

从方案或统计分析计划中提炼所需模块并生成研究日程表后，再依据方案和统计分析计划进一步扩展。在根据日程表参照模板进行各个页面的编写后，CRF需要研究团队的相关人员，如统计师、数据管理员、医师等审核，并可能经多次修改后最终定稿，修改过程中需要注意做好版本控制工作。

具体扩展的过程如下：例如图8-6血液检查模块中糖代谢指标部分，依据方案中具体描述的项目，数据管理员与研究者确认具体检查项目名称、各分中心使用计量单位、临床意义表述方法及是否需要注释后，再与统计师共同设计CRF，并由数据管理员进行电子化建库，实现右侧电子化的逐条选择页面，方便研究者客观具体地记录受试者的检查结果数据及其对应的临床意义（图8-7）。

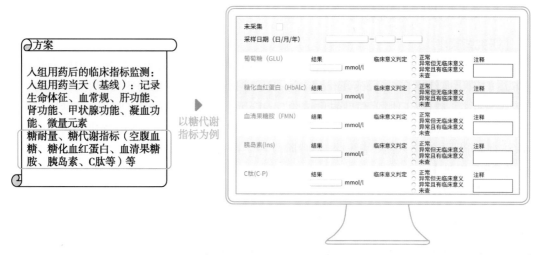

图8-7 案例中CRF模块扩展及电子化示例

研究中合并用药部分，医师和统计师提供的CRF初稿经由数据管理员及研究团队审核后具体设计了eCRF页面（图8-8）。这里的例子同时也可以看作是图8-4的一种改进方法。

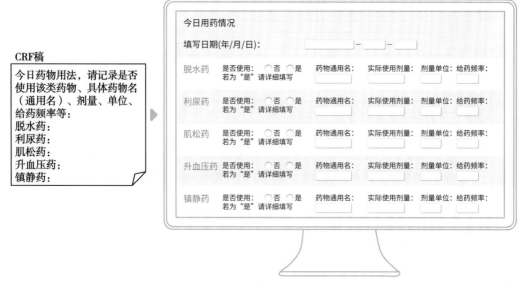

图8-8 案例中用药情况的纸质和电子化对比图

数据管理员在建库过程中,考虑到通过 eCRF 的设计来保证信息录入的准确性、方便性等因素,将每种常用药物的使用情况拆分为便于统计的变量,包括是否使用、具体药名、剂量、单位、频次等,同时数据变量名可参考 CDASH(合并用药部分 CM)标准命名,在保证便于填写的同时,为后续数据清理和统计分析打下基础。关注其中细节,为了避免多中心使用不同剂量单位造成歧义,加入了"剂量单位"等变量。其他 CRF 模块也可以此为例,按照日程表逐一编写,做到有条不紊地建库。

【逻辑设置】

在设计 eCRF 时,预置逻辑核查规则可以帮助提高数据录入的质量,例如此研究在方案中规定受试者需年满 18 岁,基于此条件,数据管理员在设计人口学页面时,为出生日期项目添加了后台逻辑,当此日期与入组日期相减所得天数小于 18×365.25(天)时,系统会弹出提醒,要求填写人员核对年龄是否满足入排(图 8-9)。在该研究中,数据管理员与研究者确认后,将此项目设置为超出范围依然可以填写,同时将入选标准"受试者需满 18 岁"与出生日期相关联,当人口学信息中依据出生年月计算的年龄小于 18 岁时,提示不符合入选标准,以此来保证研究的合理性与数据的内部一致性。

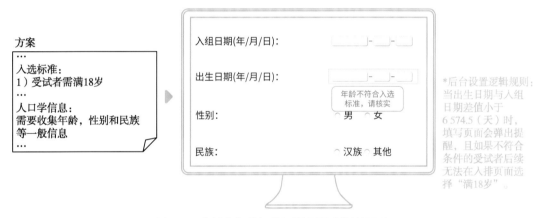

图 8-9 案例中年龄相关逻辑设置后的填写页面

第四节 临床研究的数据核查

数据核查是利用已录入 EDC 的数据,使用统计学方法开展的数据质量和项目执行质量的评估,其独立于锁库后的统计分析。数据核查会覆盖各个方面的内容,包括与原始数据的核对、随机化核查、违背方案核查、时间窗核查、逻辑核查、范围核查和一致性核查等方面。

一、数据核查的目的

数据核查是临床研究中的重要内容。临床试验管理部门要求申办方参考《临床试验数据现场核查要点》,提交数据核查报告,用以证明数据管理流程符合规定,获得的数据真实、质量可靠。GCP 建议申办方使用统计学方法分析数据趋势,有助于提高监查效果,保证试验数据准确、完整。

IIT 的责任主体和分工与 IST 存在比较大的差异,通常医疗卫生机构的临床研究管理部门和高校的临床研究中心等技术支持部门对 IIT 项目开展数据核查。临床研究中心依据委托方的不同,对临床研究项目开展数据质量核查的目的存在差别。由主要研究者 PI 委托开展的数据核查与监查类似,目的是检查获得数据的质量,发现可能存在的数据不准确、不完整等问题,并提出合理建议对数据质量进行改进。相对的,由基金、研究机构或临床医院等管理方委托临床研究中心开展的数据核查,以及研究机构自行开展的数据核查,则与稽查相近,目的是检查数据收集、管理和使用中的规范性和方案依从性,确保数据合规且真实。

虽然核查 IIT 数据质量的目的存在一些差异,但是核查的内容、流程及可以发现的问题是一致的。因此在本章将不依据目的的不同而区分监查与稽查,会将"利用统计学方法分析收集的数据,并评估数据真实性、完整性、准确性"的过程统称为数据核查。

二、数据核查的内容

数据核查可以及时发现数据和项目执行的质量问题,提前进行纠正,以避免结题后发生更大的损失。例如发现缺失和错误的数据,可以反馈 CRC,作为数据填补和修正的依据。数据核查也可以发现随访、随机化、干预等执行过程中的问题,定位执行问题更严重的项目分中心,重点开展纠正,整个流程如图 8-10 所示。在设盲的研究中,上述核查工作需要在盲态下进行,避免诱导性的质疑产生结果偏差。

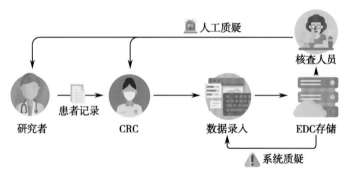

图 8-10 数据核查流程

CRC.研究协调员;EDC.电子数据采集。

对于多中心临床研究来说,中心化的数据核查是保障研究科学和可靠的重要工具。国际上比较公认,中心化的数据核查可以通过发现各项目分中心之间数据非正常的趋势,来指导临床研究的质量控制。这一特征非常适用于多中心临床研究数据的质量控制,可以解决各中心执行质量不一、偏远地区中心执行监查困难等问题。中心化的数据核查可以在临床研究的各个阶段发挥作用,包括但不限于:

(一)入选受试者的特征是否符合试验设计

中心化的数据核查可以通过简单的统计学方法,检查入选的受试者是否符合试验设计要求,能够为回答研究问题提供可靠的样本。

【案例】

1. 研究背景 某精神科医师想要检验一种已上市药物治疗严重抑郁症患者的效果。这种药的适应证中尚无严重抑郁症,此研究是一个比较典型的 IIT 研究。研究者考虑到药物已经上市，安全性已经被初步证实，但仍需要在严重抑郁症患者中检验药物的安全性。同时，由于严重抑郁症患者入组会产生困难，如果采用传统的Ⅱ～Ⅲ期研究，极有可能无法纳入足够的受试者。考虑到这些因素，研究者与统计师讨论并商定，采用多中心、二阶段临床试验。只有当受试者接受第一阶段的治疗，无安全性问题，且心理学评分降低，显示药物治疗有效时，才可以进入第二阶段，接受相对长时间的药物治疗。

2. 数据核查实例　研究者委托临床研究中心进行常规的数据核查工作，并商定检查频率为半年一次。临床研究中心的数据管理专员在一次数据核查中，观察到个别中心的心理学评分显著低于其他中心，可能存在统计学难以解释的原因。数据管理专员在数据核查报告中描述了包括这个现象在内的一些发现，并针对这个事件，建议 PI 对该中心开展实地调查。经过实地调查，质量管理人员发现该中心确实存在执行上的问题，试图故意操纵评分，以便更多受试者留在研究中。由于存在故意造假问题，PI 决定将该中心的数据从研究结果分析中剔除。

3. 分析解读　除极少数的故意造假外，数据核查通常可以快速锁定临床研究入组中潜在的不当行为和风险。这些发现包括但不限于：某项目的受试者入组时间全部早于知情同意签署时间、某项目个别入组受试者的实验室检查结果超出入排标准规定的范围、某简单或分层随机化试验的试验组与对照组基线差异显著等。早期发现潜在问题，并尽早干预，可以保证研究质量，并得到有意义的研究结果。

（二）干预是否符合研究设计

干预是临床研究中最重要的部分，干预按照方案执行，达到方案规定的标准，是临床研究的基础。研究者通常会使用多种方法确保干预的执行质量，如视频记录手术过程、检测用药后生物指标或药物代谢指标的浓度等方法。中心化的数据核查也可以对这类数据进行统计分析，通过观察各类指标是否符合预期来确保干预执行的质量。

【案例】

1. 研究背景　欧洲卒中预防研究 2（second European stroke prevention study，ESPS2）是一项多中心、随机、双盲、安慰剂对照的临床研究，目的是探索在阿司匹林联用双嘧达莫（dipyridamole）治疗短暂性脑缺血发作或脑卒中的效果。该研究是在欧洲卒中预防研究 1 的基础上开展的。在第一次随机、双盲研究中，观察到阿司匹林（330mg/d）联用双嘧达莫（75mg/d）能够降低脑卒中的发生，但是有很多受试者因为阿司匹林导致的不良反应而退组，联合治疗的安全性及第一次研究结果的真实性受到质疑。为了减少不良事件的发生，研究者在 ESPS2 设计中明确规定药物剂量降低阿司匹林至（50mg/d）联用双嘧达莫（400mg/d）。研究者定时测量受试者血液中阿司匹林和双嘧达莫浓度，以确保受试者接受方案规定的药物剂量。

2. 数据核查实例　研究者成立了 DSMB 对研究数据和研究的安全性开展把控。数据收集完成并进行最终的数据质量核查时，DSMB 发现一中心的受试者血液中阿司匹林和双嘧达莫浓度显著高于其他 59 个中心。进一步的现场调查发现，该中心的确没有按照方案规定的剂量给药，甚至在 ESPS2 之前参加的另外 12 项研究均进行了数据造假。ESPS2 最终将该中心剔除研究，同时研究中心受到相应处罚。

3. 分析解读　ESPS2 研究是最早应用统计学原理控制研究质量的临床研究之一，在此之前，临床研究完全依赖现场的质量控制。在 ESPS2 之前的 12 项研究都没有发现该研究中心的造假现象。这个例子有力地支持了,基于数据和统计的质量控制相比于传统现场检查,有更强的发现临床研究风险和问题的能力。

(三)受试者随访的情况是否与方案一致

受试者的访视按照方案计划的时间、频率执行,是确保收集到可靠数据的基础。随意地延长或缩短随访受试者的时间,会对观察结果产生影响,最终使研究结果不可靠。尤其是会随时间进展的疾病,如肿瘤,可能会因为将原本计划在术后 6 个月的访视延长到第 7 个月执行,因而发现肿瘤复发的比例高。

中心化的数据核查能够快速侦测访视超出方案规定的时间窗。在一个执行质量较好的临床研究项目中,通常可有 5%～10% 的受试者存在超窗现象。当有超过 30% 的受试者访视超窗,便可怀疑存在比较严重的执行质量问题。当研究的主要终点的真实性依赖于访视、当超窗问题严重时,将会降低数据的准确性,并最终直接影响临床研究结果的真实性和可信度。

现场监查曾经是数据质量保障的"金标准"。但随着近年来临床研究数量井喷式增长,临床试验中心数量、受试者人数及数据量不断增长,这为单纯的现场数据溯源带来更大压力。更重要的是,传统的现场检查多是根据已经制订的时间表或者根据管理机构和部门的意见开展,与基于重要风险因素开展的数据质量管理相比,在保证临床研究质量和保护受试者的能力方面存在一定差距。数据核查作为"中心化监查"和"基于风险的监查"的一部分,利用数据对项目质量开展中心化的管理,锁定降低临床研究质量的潜在风险,增强发现质量问题的能力,同时减少人力物力的支出。

现场监查与中心化的、利用数据和统计的核查共同进行,往往能带来事半功倍的效果。现场监查的优势在于可以直接查看原始数据,并确认数据录入流程的正确性;而核查数据的优势在于效率高,节省人力物力,覆盖范围广等。

TIPS

1. 数据管理的主要任务是保证数据可用性、数据质量和数据安全,一般流程包括 CRF 设计与建立数据库、数据接收与录入、数据核查与质疑、数据清理与审核、锁库与转移等。

2. IIT 数据管理需要充分考虑 IIT 研究类型和特点以进行针对化管理,参照 STROBE 声明和 RECORD 规范,建议参考临床研究方法学专家意见。

3. IIT 项目中 CRF 的初稿可由临床科研团队或临床研究中心数据管理员起草,建议统计师早期参与,并经多方审核敲定终稿后,才能正式上线,这样能避免 EDC 的反复多次修改,提升临床研究效率。

4. CRF 可在模板(如 CDASH 模板等)上进行个性化修改;CRF 设计时注意避免出现开放性文本填写,一般使用分类变量或者数值变量填写;明确变量的单位,使用国际单位为佳。eCRF 能够提高数据管理效率和准确度,建议有条件的临床研究团队采用 EDC 系统,并充分利用 EDC 逻辑核查功能自动核查录入的数据。

5. 数据核查可以及时发现数据和项目执行的质量问题,提前进行纠正,以避免结题后发生更大的损失。数据核查作用包括但不限于:确认受试者的入选特征、干预和随访情况是否与方案一致。建议充分应用 EDC 系统的自动逻辑核查功能。

6. 本章相关 SOP 模板　模板 8.1　数据管理 SOP;模板 8.2　数据库建设 SOP;模板 8.3 权限管理 SOP;模板 8.4　数据核查 SOP;模板 8.5　数据锁库 SOP。

参 考 文 献

[1] 国家药品监督管理局. 临床试验的电子数据采集技术指导原则（2016 年第 114 号）[EB/OL].（2016-07-27）[2020-05-22]. http://www.nmpa.gov.cn/WS04/CL2138/300194.html.

[2] 国家药品监督管理局. 药物临床试验数据管理与统计分析的计划和报告指导原则（2016 年第 113 号）[EB/OL].（2016-07-29）[2020-05-22]. http://www.nmpa.gov.cn/WS04/CL2138/300193.html.

[3] SUN X，TAN J，TANG L，et al. Real world evidence：experience and lessons from China[J]. BMJ，2018，360：j5262.

[4] 国家卫健委. 关于印发国家健康医疗大数据标准、安全和服务管理办法（试行）的通知（国卫规划发〔2018〕23 号）[EB/OL].（2018-07-12）[2020-05-22]. http://www.nhfpc.gov.cn/mohwsbwstjxxzx/s8553/201809/f346909ef17e41499ab766890a34bff7.shtml.

[5] FDA. Guidance for Industry. Oversight of Clinical Investigations — A Risk-Based Approach [EB/OL].（2018-09-06）[2020-05-22]. https://www.fda.gov/regulatory-information/search-fda-guidance-documents/oversight-clinical-investigations-risk-based-approach-monitoring.

[6] FDA. Guidance for Industry. E6（R2）Good Clinical Practice：Integrated Addendum to ICH E6（R1）[EB/OL].（2016-11-10）[2020-05-22]. https://www.fda.gov/media/93884/download.

[7] SCTO. Guidlines for risk-based monitoring [EB/OL].（2020-06-01）[2021-05-22]. https://www.sctoplatforms.ch/en/publications/guidelines-for-risk-based-monitoring-61.html.

[8] HOEKSEMA H L，TROOST J，Gro Bb Ee D E，et al. Fraud in a pharmaceutical trial[J]. Lancet，2000，356（9243）：1773.

[9] VAN DEN BOR R M，VAESSEN P W J，OOSTERMAN B J，et al. A computationally simple central monitoring procedure，effectively applied to empirical trial data with known fraud[J]. J Clin Epidemiol，2017，87：59-69.

| 第九章 |

临床研究质量管理

临床研究是一个复杂的系统性工程，精心设计的临床研究要获得预期结果不仅需要良好的组织实施，还需要规范的质量管理。大部分研究表明 IIT 项目尚有薄弱环节，在伦理规范性、数据质量等方面有待改进。当前情况下，质量管理不仅需要研究项目组的积极参与，同时还需要项目资助方或管理方在遵循 GCP 的原则下参考现有的临床研究质量管理规范建立一套完整的适应 IIT 项目的质量评估体系来监测研究质量。

第一节 临床研究质量管理现状与挑战

临床研究质量管理对规范 IIT 项目的伦理性、科学性等方面有重大意义，可保障临床研究顺利、高质量、高效率地实施。IIT 项目的质量问题不仅可能会降低研究结果的可信度，甚至还可能产生错误的研究结果。

一、临床研究质量管理现状与挑战分析

IIT 质量管理处于刚刚起步的阶段，IIT 项目质量管理体系存在多部门协同管理和全流程管理的优势，同时也存在质量管理体系建设处于起步阶段、缺乏 IIT 质量考核标准等劣势，随着我国临床研究体系的发展建设，质量管理体系建设也迎来了机遇期，但也面临着缺乏法规指导、未充分发挥区域整合优势等威胁（表 9-1）。

表 9-1　临床研究质量管理现状与挑战的 SWOT 分析

优势（strengths）	内在劣势（weaknesses）
• 医院药物临床试验机构或科研管理部门协同高校科研管理部门共同承担 IIT 项目的质量监管责任，可进行全流程质量管理。	• 临床研究质量管理体系建设处于起步阶段，质量管理人员专职化比例不高； • 质量管理涉及部门较分散； • 缺少 IIT 质量考核标准。
机遇（opportunities）	威胁（threats）
• 近年来各级政府机构出台相应政策鼓励和支持临床研究的开展； • 开始重视 IIT 的法律法规建设； • 临床研究质量管理体系建设逐步开展。	• 政策出台总量与基础研究相比相差甚远； • 在质量管理方面缺乏明确的细则； • 未充分发挥大学 / 附属医院 / 研究机构等组织的整合优势来提升研究质量。

二、临床研究质量问题案例

2018—2019 年，笔者机构曾对 132 个市级三甲医院临床医师承担的 IIT 项目进行核查，结果显示 IIT 项目执行过程中在伦理规范性、数据质量方面尚存在一定的问题，如图 9-1 所示，大部分项目存在知情同意书签署和关键性数据质量等问题，具体分述如下。

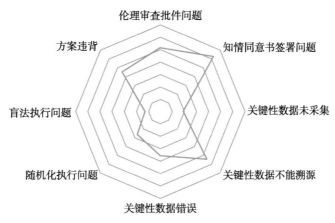

图 9-1　IIT 项目发现的关键性问题举例

（一）纳入研究结果统计分析的关键性数据质量问题

关键性数据定义为与受试者安全性和研究质量密切相关的入排标准、分组或干预措施、主要终点指标和次要终点指标。关键性数据未采集直接导致数据大幅缺失，关键性数据不能溯源影响研究结果的可信性，关键性数据错误则直接导致结果不准确。而核查发现近一半的 IIT 项目存在关键性数据不能溯源问题，相当一部分项目存在关键性数据填写错误或未采集等问题。

（二）随机化执行问题

随机化是随机对照临床试验的基本原则，也是疗效和安全性评价的统计学基础。据我国 2016 年发布的 93 号公告《药物临床试验的生物统计学指导原则》，随机化的方法和过程包括随机分配表的产生方法、随机分配遮蔽的措施、随机分配执行的人员分工等，随机分配表应具有可重复性，不应使用交替入组、抽签、掷硬币、人为选择等方法取代随机化，随机分配表应对研究参与人员保密。同第六章临床医师临床研究能力调查结果一致，不少项目组存在因不理解随机化而导致随机化执行错误、未做好随机分配隐藏等问题。

（三）盲法执行问题

盲法是控制临床研究偏倚的重要措施之一，根据临床研究设盲程度的不同，盲法分为双盲、单盲和非盲。但核查时却发现不少项目存在提前破盲、未妥善保存盲底等欠规范行为，建议研究者在方案设计时妥善考虑盲法的可行性。

（四）方案违背

临床研究过程中，任何有意或无意的不遵循临床研究方案设计和相关规范的行为都属于方案违背。违反入排标准、未按方案要求进行干预、未按方案要求采集主要终点指标等重大方案违背的发生不仅可能导致试验失败，甚至可能危害受试者安全。而抽查结果显示近一半的项目存在方案违背的情况。

（五）伦理审查批件问题

根据赫尔辛基宣言和我国国家药品监督管理局（National Medical Products Administration, NMPA）发布的《药物临床试验质量管理规范》等相关法律法规和临床研究指导原则，在临床研究过程中，对受试者权益的保护必须优先于对科学和社会利益的考虑。伦理委员会对临床研究的伦理审查是保护受试者安全和权益的关键手段，而伦理审查批件则是伦理委员会对项目进行伦理审查的书面记录。而近一半的项目提交的伦理批件存在一定的问题：如未按要求进行跟踪审查等。

（六）知情同意书签署问题

知情同意书（informed consent form, ICF）是记录受试者自愿确认同意参加临床研究的证明文件，具有法律效力。应该取得而未取得受试者签署的知情同意书，或者知情同意书签署不规范的临床研究存在试验被终止的风险。结果发现相当一部分项目在知情同意书签署方面欠规范，主要表现为受试者未签署 ICF、签署的 ICF 未妥善保存、签署的 ICF 不规范等问题。

（七）IIT 质量问题关注点

同 IST 不同，IIT 研究中普遍存在缺少临床研究方法学人员的全流程指导参与，同时由于临床医师缺少方法学知识，导致部分项目存在设计缺陷，如研究方案、CRF、ICF 等的设计问题，以及方案未明确规定入排标准、设计的 CRF 实际采集的数据和方案不一致等。

第二节　临床研究质量管理参考规范

临床研究实施过程应遵守药品管理法和药品注册管理办法，IIT 项目质量管理部门与质控人员可参考表 9-2 所列国务院、NMPA、国家卫生健康委员会等部门或机构颁布的相关法规、管理规范和指南。此外，还可参考 ICH、国外药品监督管理局、国内外临床研究学术组织或者医院等发布的指南或者管理制度，如证据推荐分级的评估、制定与评价（grading of recommendations asssment, development and evaluation, Grade）系统，由吴阶平医学基金会和中国胸部肿瘤研究协作组携手发布的《真实世界研究指南》，英国伯明翰大学临床研究质量管理体系，笔者机构的《多中心临床研究项目管理办法》（模板 5.1）和中山大学附属肿瘤医院临床研究部 / 临床试验机构发布的《研究者发起临床研究的运行管理制度和流程》等。

表 9-2　IIT 质量管理相关规范指南

法规	药品管理法
	疫苗管理法
	医疗器械监督管理条例
	药品管理法实施条例
	人类遗传资源管理条例
	药品注册管理办法
	医疗器械注册管理办法
	体外诊断试剂注册管理办法
规范	NMPA-GCP
	NMPA- 医疗器械临床试验质量管理规范

管理办法和指导原则 （国家卫生健康委员 会、NMPA 等国家部 门发布的）	医疗卫生机构开展临床研究项目管理办法（国卫医发〔2014〕80 号） 涉及人的生物医学研究伦理审查办法（中华人民共和国国家卫生和计划生育委 员会令 2016 年第 11 号） 药物临床试验数据现场核查要点（国家食品药品监督管理总局 2015 年第 228 号） 医疗器械临床试验检查要点及判定原则 临床试验数据管理工作技术指南（2016 年第 112 号） 细胞治疗产品研究与评价技术指导原则（试行） 干细胞临床研究管理办法（试行） 生物医学新技术临床应用管理条例《征求意见稿》 体细胞治疗临床研究和转化应用管理办法（试行）《征求意见稿》 真实世界支持药物研发的基本考虑《征求意见稿》
FDA/EMA 等国外药 品监督管理局发布 的指南	FDA 关于在 COVID-19（冠状病毒）大流行期间进行医疗产品临床试验的指南 EMA 关于 COVID-19 大流行期间临床试验管理的指南 EMA 关于 COVID-19 对正在进行的临床试验方法学方面的影响的思考要点 MHRA 关于在 COVID-19 期间管理临床试验的指南
ICH	ICH-GCP
WHO	WHO-GCP

第三节　临床研究质量管理体系

ISO 9000 将质量管理体系（quality management system, QMS）定义为：指挥和控制组织质量的管理体系。2016 年 TransCelerate 进一步指出临床试验质量管理体系（clinical quality management system, cQMS）则是监控临床研究质量的体系，该体系不仅能够确保提供持续、有效的供临床研发组织、合作伙伴、卫生监管部门、医疗专业人士和患者对医药产品作出知情决策的数据，而且能够确保临床研究的安全性和伦理合规性。

一、IST 质量管理体系

ICH 和 NMPA 均强调申办方需要建立临床试验质量管理体系，其中 ICH-GCP E6（R2）明确指出临床研究质量管理包括有效的临床试验方案的设计，数据收集、处理相关的程序与工具，以及与临床决策相关的信息的收集。据非营利性组织——TransCelerate, IST 质量管理体系由许多组分构成，主要包括高级管理人员的发展，对质量和合规性的有效支持，了解客户需求，维护政策与程序，提供充分的培训以保证质量控制（QC）与质量保障（QA），开发风险评估与检测系统，实施趋势分析，审核指标，拥有一套稳健的纠正和预防措施（corrective and preventative action, CAPA）流程，确保持续性的可改进流程。其中 QC 指在 cQMS 中进行的验证试验相关的活动是否满足质量要求的操作技术和活动，QA 则是对临床研究相关活动和记录进行的系统性而独立的检查。QC 和 QA 是 cQMS 的重要组成部分，两者相互关联。QC 是整个质量管理体系的基础与核心，QA 则是在良好的 QC 基础上运行的（图 9-2）。

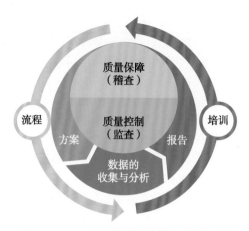

图 9-2　IST 研究的质量控制与质量保障

QC 和 QA 贯穿临床研究的全流程,涉及方案设计、数据管理、统计分析等各个环节。IST 项目 QC 最主要的实现形式是监查,监查工作主要由临床研究监查员(CRA)完成,CRA 作为申办方和研究者之间的主要联系人,其工作职责主要是确保临床试验执行和方案要求一致,且符合标准操作规程、GCP 等要求。和 QC 相比,QA 更偏向于预防性和整体性的措施,核心是建立合理高效的质量管理制度,制订质量管理 SOP 并持续优化,使整个研究具备良好的质量标准。一般情况下,QA 最主要的实现形式是稽查。稽查是申办方进行的对研究执行情况,以及研究文件系统而独立的检查,目的是在良好监查的基础上发现影响临床研究质量的系统性问题,稽查与监查的核心差异是前者一般由第三方独立完成。

二、IIT 质量管理体系构建考量

考虑到 IIT 与 IST 的不同,临床研究团队构建 IIT 项目 QMS 时,建议充分运用自己手头资源构建合适的 QMS,同时充分采用质量源于设计(quality by design,QbD)的理念和基于风险的管理理念(risk based monitoring,RBM)提升质量管理的效率。

(一)IIT 质量管理体系架构

IIT 质量管理体系的架构(图 9-3)以研究项目团队为核心,研究项目组需做好项目的质量控制工作,考虑到第三方监督的重要性,项目的资助方或管理方可通过质量评估(见第四节)帮助研究团队识别 IIT 项目存在的诸多质量问题与挑战,确保 IIT 项目的伦理合规性和质量。

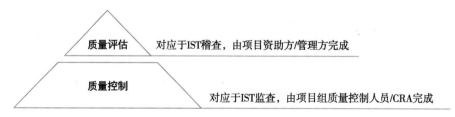

图 9-3　IIT 质量管理体系架构

IST. 由企业发起、主导完成的临床研究;CRA. 临床研究监查员。

(二)IIT 质量管理体系要素

在质量管理体系要素方面,项目组和管理方可以参考 TransCelerate 组织提出的临床试验管理体系框架和 cQMS 要素。如图 9-4 所示，IIT 质量管理体系需要涵盖临床研究全流程环节，在研究过程中，更重要的是做好风险管理和问题管理，同时还需要注意纠正与预防措施，防止问题再次发生。

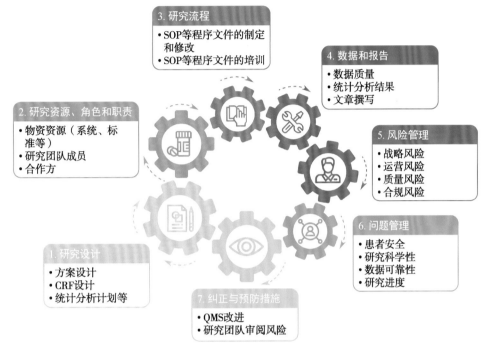

图 9-4　临床研究质量管理体系要素
CRF. 病例报告表；SOP. 标准操作规程；QMS. 质量管理体系。

（三）IIT 质量管理内容考量

IIT 质量管理体系覆盖临床研究全流程的各个环节，但我国并没有明确规定 IIT 的质量管理内容。在这个背景下，笔者团队认为 IIT 质量管理指标可参考 NMPA 发布的 GCP、药物临床试验核查要点等，但不需完全照搬 GCP，如 IST 规定受试者入组人数需和方案中一致，但研究者发起的观察性研究中增加受试者数量在一定情况下并不会影响受试者权益，且适当增加受试者数量甚至有可能帮助研究者提升检验效能。

笔者团队亦参考 IIT 质量管理相关规范，通过德尔菲研究方法，首次把风险管理引入 IIT 中，确定了影响质量管理体系要素的风险管理目标，即执行进度、执行质量、伦理合规和科学性的集合（progress*quality*regulation*scientificity，P*Q*R*S），并在此基础上确定了 IIT 质量管理的二级指标（表 9-3）。

IIT 中的风险管理有助于研究者及早发现问题、解决问题，产出高水平的临床研究成果，同时也为监管部门决策提供重要参考依据。笔者团队根据参考文献总结了影响 P*Q*R*S 的风险因素（表 9-4），为实现 IIT 的有效管理提供参考。

IIT 项目风险因素具体可分述如下：

1. 研究方案风险　研究方案是指导所有参与临床研究的研究者启动、实施临床研究的纲领性文件，也是研究结束后进行数据统计分析的重要依据。正确的临床研究设计可以减

表 9-3　质量管理指标

一级指标	二级指标
执行进度（progress，P）	P1 项目整体进度
	P2 受试者招募进度
	P3 经费执行进度
	P4 数据采集 / 录入进度
执行质量（quality，Q）	Q1 方案依从
	Q2 团队组成及培训
	Q3 数据管理
	Q4 受试者管理
	Q5 药品、器械、样本管理
	Q6 质量控制
伦理合规（regulation，R）	R1 伦理审查规范
	R2 知情同意规范
	R3 受试者权益保护和风险控制
	R4 不良事件 / 严重不良事件的记录与分析
科学性（scientificity，S）	S1 临床意义
	S2 科学创新性
	S3 循证医学证据等级
	S4 研究方法学合理

表 9-4　研究者发起的临床研究风险因素汇总

风险因素	风险管理目标			
	执行进度	执行质量	伦理合规	科学性
研究方案	√	√	√	√
信息与数据系统	√	√		
伦理审查	√		√	√
团队人员	√	√	√	√
团队人员依从性	√	√	√	√
受试者招募和依从性	√	√	√	
受试者赔偿			√	
不良事件		√	√	
文档管理			√	
经费管理	√	√		
新技术临床应用	√		√	√

小研究风险,确保受试者安全,以及执行进度,保证研究质量和结果科学可靠。例如,研究方案中入排标准设计得过于严格,一定程度上会影响受试者的招募进度。研究过程中,当临床研究方案、知情同意书、招募材料等发生变更时,应向伦理委员会提交修正案审查申请或申请备案,经批准后才能执行。方案变更后未经伦理委员会通过即执行,可能会影响受试者权益,甚至导致研究质量降低。同时,研究方案中研究类型变更,如前瞻性队列研究改为回顾性研究,一定程度上会影响项目的证据等级。研究方案风险一定程度上会影响项目的执行进度、执行质量、伦理合规和科学性。

2. 信息与数据系统风险　临床研究涉及研究的设计、实施,以及数据的收集、管理、统计等过程,常常需要一定的硬件条件来确保临床研究的高质量完成。研究单位完善的医疗信息系统,如门诊系统、医院信息系统、实验室信息管理系统、医学影像存档与通讯系统等,有助于数据溯源;项目管理系统、数据管理系统、交互语音/网络应答系统有助于确保数据结果可靠。上述一系列的硬件是保证临床研究质量的基础条件。然而,因经费限制和研究者自身原因,IIT 项目在临床研究过程中尚未广泛使用电子化管理系统,一定程度上影响着数据质量。而系统风险一定程度上又影响着项目的执行进度和执行质量。

3. 伦理审查风险　GCP 修订草案征求意见稿第十二条规定,伦理委员会应当对临床试验的科学性和伦理性进行审查。伦理委员会的主要职责是保护受试者的权益,主要负责审查临床研究方案、知情同意书、受试者招募方法,同时审核和监督研究者的资质。伦理委员会的审查过程可能使项目审批时间过长,一定程度上影响项目执行进度。伦理委员会在审查完临床研究相关的资料后,应给出包括临床试验名称、文件(含版本号)和日期的书面审查意见,但在 IIT 中,伦理批件往往未标注相关文件版本号和日期,导致后期可能无法确认文件是否经过伦理委员会审批。伦理审查的类别包括初始审查、复审、跟踪审查和不良事件审查。IIT 中,伦理委员会大多只注重初始审查,而忽视跟踪审查和不良事件审查。伦理审查风险一定程度上影响着项目的执行进度、伦理合规和科学性。

4. 团队人员风险　临床研究不同于基础研究,临床研究实施过程中的各个环节不仅需要临床医师(研究者)参与,还需要临床协调员、临床监查员、项目经理、数据管理人员、统计学专家等人员的参与。研究者是保证临床研究顺利开展的关键因素,是保障临床研究质量的核心人员。但由于医疗业务工作过于繁忙,大多数研究者缺乏充足的时间和精力,且存在研究者动力不足、研究经验欠缺等情况,可能导致研究者积极性低、受试者暴露于不必要的风险中。此外,研究者组建研究团队存在一定的困难,以及团队成员分工不明确同样也会影响研究执行进度和执行质量。团队人员风险一定程度上影响着项目的执行进度、执行质量、伦理合规和科学性。

5. 团队人员依从性风险　研究团队人员应经过研究方案培训、GCP 培训、临床研究方法学培训及项目的启动会培训,熟知法规和方案。研究者在项目实施过程中,因对研究项目的理解程度存在差异、对研究方案缺乏深入了解,容易出现自觉或者不自觉的偏倚。通过培训不仅可以降低风险的发生率,而且能保证高效地完成研究。当前 IIT 研究团队成员在研究执行过程中经常会出现不及时处理和报告不良事件等问题,一定程度上违反 GCP 原则。对于涉及随机化和盲法的研究,可能会有研究者采用掷硬币、掷骰子等错误方法进行随机,一定程度上影响执行质量。团队人员依从性风险一定程度上影响着项目的执行进度、执行质量、伦理合规和科学性。

6. 受试者招募和依从性风险　受试者管理是保证临床研究质量最为关键和困难的环节之一，主要包括受试者招募、留置和受试者对方案的依从性等。受试者招募是否按预算完成，对整个项目能否按计划完成至关重要。依从性是指按照研究方案执行的程度，受试者的非依从性可能导致整个试验结果质量降低，如不良反应容易被忽视、原本有效的统计结果归于无效等。筛选受试者时，应尽可能地考虑受试者的地理位置，选择充分知情的受试者，以及对受试者进行适当的人文关怀，以确保受试者的依从性。任何研究项目都会不可避免地面临受试者脱落，受试者脱落会带来多方面的影响：增加研究者招募受试者的时间；若脱落人数较多，会进而影响研究项目进度；对于盲法研究来说，脱落会导致组间的不平衡，对试验数据产生影响；大面积的脱落会降低研究者招募的积极性。当一个研究的脱落率超过 20% 时，可能造成研究结果无效。受试者招募和依从性风险一定程度上影响着项目的执行进度、执行质量和伦理合规。

7. 受试者赔偿风险　根据 GCP 规定，申办方应当采取适当方式来保证可以给予受试者和研究者相应补偿或赔偿。而对于临床研究项目，在研究开始前，需在合同和知情同意书中明确表述研究相关的受试者伤害的医疗补偿和赔偿问题，并明确责任主体，鼓励购买保险，从而保障受试者的权益。受试者赔偿风险一定程度上影响着项目的伦理合规。

8. 不良事件风险　任何临床研究实施过程中，受试者都面临发生不良事件 / 严重不良事件的风险。研究者应在研究设计时了解不良事件并对相关人员进行培训，确保研究期间能正确处理不良事件 / 严重不良事件，从而降低受试者风险。若研究方案中涉及将安全性指标作为评价指标，不良事件 / 严重不良事件的处理原则一定程度上影响着项目的执行质量。把握不良事件询问的方法、保证不良事件的有效记录和建立严重不良事件处理与报告标准操作规程，能够最大限度地确保受试者的安全、保护受试者的权益。不良事件风险一定程度上影响着项目的执行质量和伦理合规。

9. 文档管理风险　临床研究文件记录临床研究过程中产生的所有信息、资料，反映研究者对现行管理要求的依从性，并且可以作为监管部门进行核查的第一手资料和关键依据。原始文档的留存和管理不当一定程度上会导致数据无法溯源和伦理不合规等风险，药物临床试验中，核查人员除需要对数据真实问题进行核查，还会特别关注临床研究资料的管理及归档。文档管理风险一定程度上影响着项目的执行质量和伦理合规。

10. 经费管理风险　临床研究经费是开展临床研究活动的重要物质基础之一，目前在药物临床试验经费管理中，存在医疗机构经费收入性质不明确及管理标准不统一、经费预算不精细、劳务费分配主观随意、经费支出审批效率低下等问题。在 IIT 中，分中心的拨款、劳务分配等方面存在的问题，也会在一定程度上影响项目的执行进度和执行质量。

11. 新技术临床应用风险　在 IIT 中，研究者会开展一些新技术的应用研究，包括新器械和新技术，如干细胞研究。国内针对干细胞研究已陆续出台了相关政策，政策的导向可能会影响研究的开展，进而影响项目的进度。高风险研究如某些新技术在人体的首次应用可能会影响受试者的权益。新技术临床应用一定程度上影响着执行进度、伦理合规及科学性。

三、质量管理实践案例

【研究背景】

新型冠状病毒肺炎（corona virus disease 2019，COVID-19，简称"新冠肺炎"）疫情中，寻

找有效的防治手段是人民最关心的问题。由于当时已有治疗手段无法满足临床需求，大量治疗药物和疫苗的临床研究不断开展，以求为有效的临床治疗实践提供可靠的证据，因而设计了临床试验探索干细胞对重症以及危重症患者的救治效果。有部分研究者认为，受限于疫情期间有限的临床资源，可以在方案设计的科学性和实施的严谨性上让步。但是，因此产生的不可靠的临床研究证据，将无效治疗和副作用的风险转嫁给患者，甚至误导舆论方向和科研方向，其后果影响深远且无可挽回。

【定位质量管理目标】

沿用笔者团队经过验证的 PQRS 质量评估体系，对研究者发起的干细胞临床研究的质量要素进行分析。评估体系包含 4 个质量要素，项目执行进度（progress）、执行质量（quality）、伦理合规（regulation）和科学性（scientificity）。考虑到干细胞在人体内分化、增殖、迁移的特性等与一般药物治疗的差异，干细胞临床研究质量评价在此基础上新增特征质量要素——干细胞制剂（stem cell）。初步确定干细胞临床研究的质量要素为五项。

【识别质量风险】

在新冠肺炎疫情下的干细胞临床研究可能存在以下风险：

1. 受试者入组困难　新冠肺炎疫情逐步得到控制，患者数量难以满足所有临床研究的样本量需求。临床研究证据科学性的一个重要的基础，是基于充足样本量上可靠的统计学推断，不足的样本量非常容易产生错误的推断，从而导致有误导的结论。

2. 干细胞治疗的副作用　干细胞治疗为患者带来潜在的安全性风险。常见的副作用包括出血、发热、过敏等，严重者会出现细胞因子风暴，引起多脏器衰竭，甚至导致死亡。另外，干细胞治疗在人体内的作用机制尚不完全明朗，其增殖、分化、迁移的特性可能导致未知的或尚未经过临床验证的不良反应，进而为患者带来难以估量的健康危害，因此在使用时应特别注意。

3. 干细胞制剂的安全性　干细胞制剂的质量应符合国家相关标准，并通过体外和早期临床安全性检测。然而，不同批次的细胞产品存在显著的差别，冷冻、运输、存储、复苏均会对细胞的活性和功能产生影响，操作过程也有可能发生污染，进而导致临床研究中使用的干细胞制剂存在有效性和安全性风险。

4. 试验的执行风险　在繁重的临床压力与研究压力下，研究者难免会产生研究执行中的错漏。另外，随着对疾病不断加深理解，更多临床证据出现，在研究项目执行中可能需要变更受试者筛选标准、阳性对照、标准操作，甚至是终点指标。如果未能有效地传达变动，将会直接影响研究者的行为，进而影响项目质量。

【风险应对】

那么，如何应对这些风险？

1. 受试者入组困难　建议研究者采取多中心临床研究的方案，整合各医院和 CRU 的资源，精细化临床研究方案，用更高的质量替代更多的数量。

另外，可以建议研究者采用一些特殊的临床研究设计方法。例如适应性研究设计。当研究进入有效性的验证阶段，可以将符合入排标准的第一阶段安全性研究的受试者保留在研究中，既可减小受试者入组的压力，还可以观察到长期安全性结果。

2. 干细胞治疗的副作用　对于已知的干细胞治疗副作用，研究者应保证研究参与人员对治疗方案可能出现的副作用有充分的了解，有把握处理和应对可能发生的不良反应。研究过程中应细心观察任何不良反应并详细记录。试验场所具备不良反应的处理能力及抢救措施，包括但不限于抗过敏药、抗休克药、抑制出血药，治疗设备如呼吸机、除颤器等，实验室检查能力。设立持续观察及追踪处理流程，保障受试者安全。对于有条件的项目组，建议设立 DSMB，以便于发现安全信号，及时针对研究提出合理建议。

有些研究者为了保证受试者入组的数量，可能会放宽入排标准，纳入一些症状较轻的患者。这个措施在一些情况下是可以接受的。但是对于干细胞临床研究，纳入轻、中度患者必须慎重。免疫治疗在目前的《新型冠状病毒肺炎诊疗方案（第7版）》中，仅推荐对重症患者使用。作为免疫治疗投入临床研究的干细胞治疗应当严肃考虑诊疗指南的建议，纳入相应症状的患者。另外，使用干细胞治疗的患者经受着未知的安全性风险。基于伦理中的"风险 - 受益"平衡原则，重症的、尚无有效治疗手段的患者更容易受益于干细胞治疗，并且能接受更高的风险。因此推荐优先考虑纳入重症的新冠肺炎患者。

3. 干细胞制剂的安全性　干细胞临床研究项目会注意选择获得相关部门质量认证、通过质量检测、符合国家相关标准的细胞产品。另外，为控制干细胞制剂的风险，还需要注意临床研究中使用的干细胞制剂参数与获得认证的参数一致。细胞的入库、出库、运输、储存、复苏等应遵循严格的管理流程，并在关键节点由专业实验技术人员进行细胞制剂有效性和安全性的检测，从而降低干细胞制剂的风险。

4. 试验的执行风险　通常采取的措施是对研究者进行系统 GCP 及 SOP 的培训。然而，在疫情中存在诸多困难，可以考虑雇用专职临床研究协调员（CRC）远程协助研究者，以减少临床医师的科研压力及执行风险。临床研究监查员对各中心开展远程监查访视，可及时发现执行中的规范性问题，有助于保证数据的一致、准确、完整、真实。更重要的是，妥善利用已收集到的数据，利用统计学方法，锁定高风险的研究中心，更针对性地开展现场质量控制工作。

第四节　临床研究质量控制

本书第七、八章介绍了研究设计和数据管理，本部分仅介绍临床研究实施过程中质量控制。IIT 项目的质量控制（下文统称为"监查"）可以由一名或多名科室医师、护士等项目组成员、外聘人员或者临床研究中心的 CRA（下文统一用 CRA 表述）承担。

一、质量控制方式和流程

建议 IIT 项目的 CRA 在项目开始前制订监查计划，规定监查目标、监查范围、监查频率和形式、监查内容，并且定期组织项目参与人员讨论并解决遇到的实际问题，及时纠正不规范做法，统一标准。因与 IST 资金充裕、参与项目的辅助人员充足有所差别，IIT 项目的质量如难以做到 100% 原始资料核对（source document verication，SDV），CRA 可采用我国 NMPA 和美国 FDA 等提倡的 RBM 理论，重点关注影响研究伦理性与结果科学性的重大质量风险点以保证研究质量，例如知情同意书签署、CRF 关键数据的采集溯源、随机与盲法的执行、执行过程中易出现的影响"PQRS"的因素。同样地，监查形式方面，对于 IIT 项目的监查工作，特别是涉及多中心的，可灵活运用现场监查和中心化监查的方式进行质量控制，具体流程可参考图 9-5。现场监查主要可以核对采集的数据和原始记录的一致性情况或了解研究人员对方案和相关程序的熟悉和执行程度等,能够较好地识别和发现项目中存在的问题。中心化监查则主要是在研究中心之外的地方进行远程评价的一种方法,需要利用电子数据采集系统追踪研究情况,并通过邮件、微信、电话等通讯方式进行沟通,开展中心化监查能节省人力和物力等资源,尤其适用于流行性疾病高发期。

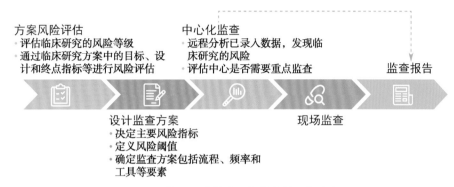

图 9-5 基于风险的中心化监查的一般流程

二、质量控制实践案例

(一)研究背景

一项由研究者发起的探讨脑出血患者合理手术时机的观察性多中心临床研究,计划入组病例 2 000 例,该研究使用"研究病历"收集受试者随访信息,使用 EDC 采集数据。接到监查任务后,CRA 按照中心 SOP 和相关制度开展监查工作。

(二)研究方法

研究人群是某市 4 家医院的脑出血患者,按发病到手术的时间分为两组,通过比较两组患者术后 12 个月死亡率,确立脑出血患者的合理手术时机。具体研究设计如表 9-5 所示。

表 9-5 研究设计

项目	具体内容
研究人群(P)	年龄 30～70 岁,并确诊为脑出血的患者
暴露因素(I)	发病到手术时间超过 24 小时
对照(C)	发病到接受手术时间在 24 小时之内
主要终点指标(O)	术后 12 个月死亡率
研究类型(S)	前瞻性队列

(三)监查流程

1. 前期准备工作 监查员接到任务后做好以下准备工作:①和中心项目经理对接项目组需求,了解项目进展及和项目组人员沟通渠道;②除要了解项目申请书/任务书、中英文版研究方案、研究背景、研究意义外,考虑到 IIT 项目创新性的要求,监查员更需要注意相关临床研究进展情况;③了解疾病及疾病诊疗指南;④重温 GCP、临床研究相关指南,如外科临床研究规范 IDEAL 框架与指南[idea, development, exploration, assessment, and long-term follow-up(IDEAL)framework and recommendations];⑤熟悉医院 IIT 运行规则;获得管理人员沟通联络方式等。

2. 制订监查计划　由监查员制订监查计划草案,在计划中需明确监查方式、监查频率,并逐条列出监查要点:入选排除标准、分组指标(受试者发病到手术的时间是否超过 24 小时)、主要终点指标(术后 12 个月死亡率)、次要终点指标(3、6、12 个月并发症)等。监查计划经中心内部讨论后,最终由项目团队同意后定稿。中心内部讨论主要包括:①和项目经理确定监查方式、监查频率;②和统计师、方法学专家沟通确定监查要点等。该项目的监查计划要素如表 9-6 所示,具体条目包括监查范围、监查频率和方式、沟通流程、监查内容等。监查内容主要是影响执行进度(P)、执行质量(Q)、伦理合规(R)、科学性(S)的关键要素和关键流程。

表 9-6　监查计划要素示例

监查计划要素	项目实践
监查范围	监查范围覆盖 4 家临床研究单位;监查指标主要为影响 PQRS 的关键数据和关键流程。
监查频率和方式	评估项目风险,结合具体推进情况,采用中心化监查结合现场监查的方式;中心化监查每个月 1 次,现场监查每两个月 1 次,每家中心首例受试者入组和最后一例受试者结束访视后均需进行现场监查。如遇到大量受试者同时入组、发生严重方案违背等特殊情况需要增加或减少监查频次,应提前与项目经理和研究者沟通,经批准后执行。
沟通流程	监查员发现项目实施问题,尽量当场与项目团队沟通,并及时报告 PI 或 Sub-I。可视问题难度与 CRC、PM、统计师商量解决办法,同时与研究团队沟通并协助解决问题。
监查内容(PQRS)	
P(执行进度)	(1) 记录每家研究中心的执行进度,关注异常入组频率。 (2) 主中心数据录入是否及时。
Q(执行质量)	(1) 研究执行是否依从方案。 (2) 人员培训是否到位,授权分工是否明确。 (3) 本研究关键数据和流程:入选排除标准、分组指标(受试者从确诊到接受手术的时间是否超过 24 小时)、干预实施情况(手术要求)、主要和次要终点指标(术后 12 个月死亡率)、不良事件和并发症记录情况,随访情况。 (4) 本研究原始资料:试验中产生的原始记录、文件和数据,如住院 / 门诊病历,受试者评分表、受试者文件等。 (5) 关键数据和流程监查要点:关注执行与方案不一致情况;关键数据缺失情况、与源数据不一致情况、不能溯源情况。 (6) 复查上次监查发现的问题是否已全部解决。
R(伦理合规)	(1) 现行版 ICF、方案等是否通过伦理审批。 (2) 是否进行跟踪审查。 (3) 受试者签署 ICF 情况。
S(科学性)	研究意义及创新性,研究证据等级变更情况;研究方法学合理性。
监查计划变更流程	如需变更监查计划,与 PM、PI/Sub-I 沟通后,监查员起草更新监查计划,审批通过后开始执行新的监查计划。

注:PI. 主要研究者;Sub-I. 助理研究者;CRC. 临床协调员;PM. 项目经理;ICF. 知情同意书。

（四）监查实践

监查员按照监查计划列出的时间点进行监查，表 9-7 列出了监查员对该项目进行监查后出具的监查报告的关键要素条目，具体说来主要关注影响 PQRS 四大要素的关键数据和关键流程。

表 9-7 监查报告要素条目

报告要素	项目情况	问题分析和处理
P（执行进度）	1）目前累计筛选病例数：800 例。 2）目前已入组病例数：703 例。 3）新增入组病例数：10 例。 4）目前已完成病例数：20 例。 5）目前脱落病例数：6 例。 6）新增脱落病例数：0 例。 7）EDC 中已录入病例数：588 例。	1）入组进度问题：当月仅主中心入组 10 例受试者，与预计入组人数相差较大。负责筛选的研究者称可供筛选的病例少且筛选失败率高，需进一步沟通。 2）EDC 数据未及时录入：由于 3 个分中心录入工作均由研究生负责，但研究生近期较忙且未意识到需要录入筛选失败患者，需进一步沟通。
Q（执行质量）	1）本次监查病例数为中心化监查新发现有问题病例及本月新增病例（抽查）。 2）关键数据采集情况：5 例受试者 HIS 系统中手术具体时间点未记录，无法确定受试者分组情况；某分中心科室不能提供 CT 影像报告供溯源；20 例受试者存在 EDC 中记录的分组情况与 HIS 系统记录不一致情况。 3）关键流程问题：中心化监查发现两组受试者比例（1:3）和方案规定的比例（1:1）不一致；4 例受试者电话随访数据缺失。 4）上次监查问题回顾：上次监查发现 1 例受试者不符合入排标准，已与相关研究者和 CRC 沟通确定入排标准和流程。	问题分析： 1）麻醉单中会记录手术时间，但 CRC 未在 HIS 系统中查找到，误以为未收集。 2）若 CRC 未提醒，研究者会忘记联络受试者随访。 问题处理： 1）和 CRC、研究者确定原始记录。 2）和 CRC、研究者梳理受试者随访流程，确保能按方案执行。 3）提醒 CRC 及时更正数据。 4）和分中心、PI 沟通分中心关键数据溯源，分组比例问题。
R（伦理合规）	伦理批件：所有中心现行版方案、ICF 均已通过伦理审批，且按规定进行了跟踪审查。 ICF：本次监查 13 例 ICF，1 例受试者未签署日期，1 例受试者 ICF 签署日期晚于入组日期。	问题分析：负责招募的研究者被临时抽调至其他岗位，换成科室另一名未被授权的研究者接手招募工作。 问题处理：对新的研究者进行入组流程培训，并提醒 CRC 注意；和 Sub-I 沟通确定研究团队人员变更程序。
S（科学性）	跟踪注册网站发现国内某三甲医院 PI 新发起的研究，研究目的、设计与本研究基本类似。	和 Sub-I 沟通，提醒其注意研究进度。

监查员：×××　监查日期：××××/××/××

注：EDC. 电子数据库；CRC. 临床协调员；ICF. 知情同意书；PI. 主要研究者；Sub-I. 助理研究者。

（五）沟通与处理

CRA 将报告反馈给 PM，必要时可与流行病与统计学专员讨论，讨论内容包括：实施情况对研究结果的影响程度，监查发现的问题分析和处理的恰当性等。通常情况下 CRA 可以就监查发现的问题及时与研究者沟通：如与负责筛选受试者的研究者沟通，提醒其注意易出错的入排条目，以提高项目执行质量；敦促随访窗口期的受试者及时随访，建立临近随访期的预告机制，并及时提醒负责随访的研究者以防延误；规范随访流程，防止出现大面积数据缺失。发现重大问题时，可与项目组协商召开项目讨论会，会上与项目团队沟通解决研究进度、分中心管理、人员分工协调、数据质量等相关问题。并提醒项目团队在实施过程中加强质量控制和保证受试者入组进度等。表9-8列出的为某项目某次讨论会上的沟通内容。

表9-8 沟通条目列表

沟通条目	举例	建议采取措施
研究进度	计划于本月入组 80 例合格受试者，但本月仅入组 10 例。部分研究者反馈入排标准过于严格导致筛选失败率高。	会上根据筛选失败原因讨论修改入排标准的必要性，增加病源。如存在受试者因"检查流程"繁杂不参加试验，项目组协商优化检查路线，并由 CRC 指引患者进行检查。
分中心管理情况	个别分中心入组偏慢；分中心数据录入偏慢；某分中心数据存在不能溯源情况。	PI/Sub-I 加强和分中心的联系，加快分中心拨款进度，提高分中心人员积极性；主中心CRC 可协助培训或帮助分中心录入人员。
数据质量问题	监查过程中遇到的关键性数据准确性、可溯源性的共性问题，本科室 HIS 系统不能访问放射科查看如受试者确诊的 CT 影像报告。	增加留存放射科报告的程序，方便关键数据的文档保存与溯源。

注：PI. 主要研究者；Sub-I. 助理研究者；CRC. 临床协调员。

第五节　临床研究质量评估

国家发布的《医疗卫生机构开展临床研究项目管理办法》提出，临床研究管理部门应当对临床研究项目实施全过程监管，定期组织评价，以确保临床研究项目的顺利进行。临床研究管理部门或项目资助方可以参考国际先进的风险管理理念，根据第五章确定的风险管理目标，制订 IIT 项目实施过程质量评估流程，通过对影响关键目标达成的关键数据和关键流程等进行核查，不仅可以了解项目执行的总体进展及执行过程中的规范性和真实性，同时还能够高效、及时地发现 IIT 项目存在的缺陷，帮助项目组及时采取措施降低伦理法规等方面的风险，进而促进项目实施医院的规范化管理和项目组规范化执行临床研究项目。

一、质量评估原则

参考国家相关规范与临床试验第三方稽查原则，建议 IIT 项目质量评估工作遵循以下原则：

(1)"三公"原则：即坚持"公平、公开、公正"的基本原则，评估以客观事实为依据，注重实效。

(2)保密性原则：质量评估过程中所接触的研究方案、数据、项目信息、机构信息等资料，不能外泄。质量评估报告的内容也注意采取保密措施，防止信息外泄。

(3)独立性原则：质量评估小组是由独立于项目之外的专家组成，在与项目组负责人充分沟通的基础上得出专业判断，不受其他任何组织或者个人的影响。

(4)定量评价原则：在 IIT 实施过程质量评估中，对项目的执行情况应作出定量评价。

二、质量评估实践案例

笔者团队参考目前国际上倡导的基于风险的监查方法,在前期重点关注研究科学性等的基础上确定了质量评估的关键流程和评估内容。质量评估的流程主要包括质量评估前准备、项目组自评估、中心化核查、现场核查、撰写报告、综合评估等(图9-6)。

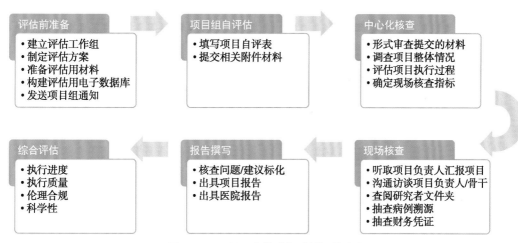

图9-6 IIT项目实施过程质量评估流程

【质量评估前准备】

IIT项目实施过程质量评估是指通过对项目的研究方案、原始数据及研究实施流程等进行核查,了解项目执行的总体进展及执行过程中的规范性和真实性,从而达到促进项目实施医院规范化管理、项目组规范化执行临床研究项目的目的。项目管理部门可以参考第二节质量管理参考规范,制订评估方案、准备评估用材料、构建评估用电子数据库等。

1. 建立评估工作组 按照项目相关管理办法及质量评估工作的具体要求,项目管理部门组建评估工作组,工作组包括临床专家、质控专员、方法学专业人员、数据管理员、科研管理专员、财务专员等(图9-7)。工作组专家在了解临床研究项目任何信息前,需签署保密协议。

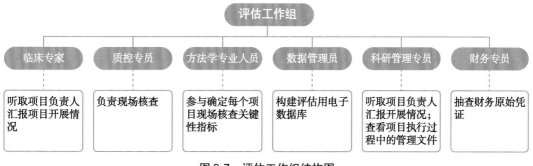

图9-7 评估工作组结构图

2. 制订评估方案 评估工作组根据IIT项目实施过程质量评估的目的及要求,参考课题组前期提出的质量评估指标体系及基于风险的管理方法,制订《质量评估工作方案》,明确评估形式及评估内容、评估对象、评估方法(材料内容审查和现场核查)、流程和进度安排等相关工作要求。评估方案制订后,采用德尔菲法向国内相关领域专家咨询方案内容,并定稿。评估方案将作为指导整个评估的依据。

3. 准备评估用材料　根据质量评估的要求及内容,准备评估用材料:①项目组自评估材料,主要包括临床研究项目评估表(主要从项目的入组情况、经费执行情况、伦理合规情况、研究方案情况、质量控制情况、数据管理情况、统计方法学情况、成果审查情况 8 大模块进行考察)、受试者筛选入选表、内容审查需提交材料列表、现场核查需准备材料列表、填写评估表的操作手册等;②中心化核查表,对项目组自评估提交的材料进行审核;③中心化核查要点,为了进一步规范、统一临床研究数据核查标准,保证临床研究质量,需要统一审查要点;④中心化核查问题现场沟通记录表,就中心化核查发现的问题进行汇总记录;⑤现场核查表,确定现场核查表标准模板,根据研究方案等记录需要现场核查的关键数据;⑥现场核查操作手册,为了统一临床研究现场核查标准,需要保证现场核查结果的一致性。

4. 构建评估用电子数据库　为更好地开展 IIT 项目实施过程质量评估,可采用 REDCap 构建相关的电子数据库。数据管理员负责电子数据库的建立,包括评估表的电子化、材料内容审查表的电子化、数据录入操作说明等。此外,电子化系统上线之前需安排相关人员进行测试。

5. 发送项目组通知　项目管理部门需根据 IIT 项目质量评估的要求,向评估对象发送项目质量评估通知,对评估形式、评估要求、资料报送等具体事项做出明确要求。

【项目组自评估】

研究项目组收到通知后,需认真填写项目自评估表,并按要求准备需要提交的附件材料,以佐证项目自评的真实性。项目组在填写自评估表时,如项目负责人遇到不清楚的问题时,可实时与评估小组联系。

【中心化核查】

项目组按照通知要求提交材料后,质控员对各项目组提交的材料开展形式审查,对遗漏提交材料的项目进行汇总并由评估工作组统一反馈。形式审查完成后,评估工作组相关人员将从项目整体情况调查、项目执行过程评估、现场核查指标确定等方面制订现场核查表,中心化核查具体内容见表 9-9。

1. 项目整体情况调查　在项目整体情况调查方面,主要根据研究者自评估表及提交的附件材料对受试者招募进度、经费执行进度、项目变动情况等进行初步了解。

2. 项目执行过程评估　在项目执行过程评估方面,质控员主要评估提交的伦理批件及知情同意书的合规性、受试者筛选入组数据链完整性和一致性及首例病例报告表中数据与方案依从性等。方法学专业人员主要评估研究方案、病例报告表、随机化方案、盲法方案等设计是否科学规范。审查后需将项目整体情况调查和项目执行过程评估方面的数据录入材料内容审查电子数据库,同时质控员总结各项目中心化核查发现的问题,作为现场核查的重点。

3. 现场核查指标确定　在现场核查指标方面,基于目前国际上提倡的基于风险的管理策略,方法学专业人员结合研究的类型和复杂程度及项目已存在的问题等,根据每个项目的风险提取关键性指标,并制订相应的现场核查表。如提取研究方案中的入选标准、排除标准、分组情况(非随机分组采用)、干预方式、主要终点指标及次要终点指标、方案要求的

表9-9 质量评估中心化核查要点

审查事项	审查内容
项目整体情况调查	受试者招募进度
	经费执行进度
	项目变动情况
	分中心管理情况
	项目人员情况
	项目培训情况
	项目质量控制情况
	项目数据管理情况
	项目统计情况
项目执行过程评估	伦理合规性
	受试者筛选入组数据链完整性、一致性
	研究方案依从性
	研究方案设计科学规范
	病例报告表设计科学规范
	随机化方案设计合理
	盲法方案设计合理
现场核查指标确定	确定现场核查受试者编号
	确定每个项目现场核查关键性数据

安全性评估等关键性数据。最后,参考《临床试验数据管理工作技术指南》,对于入组例数大于100例的项目,将随机抽查10%的病例进行现场核查,若小于100例,随机抽查的样本量为总病例数的平方根。

【现场核查】

根据前期制订的现场核查表及任务分工,质控员提前准备好现场核查的相关表格,在规定的时间内赴医院进行现场核查。质控员根据上文提及的法规等进行现场核查。核查时科研管理专员听取项目负责人汇报项目开展情况,查看临床研究项目执行过程中的管理文件(如启动会培训记录等),对项目负责人深入访谈等。质控专员对项目执行情况(受试者数据链、数据质量、方案执行、受试者安全性等)进行核查。财务专员抽查主要的财务原始凭证,查看研究经费是否按照预算执行,尤其关注劳务费支出、受试者补贴及检测费支出的规范性等。

【撰写报告】

由于IIT项目实际由医院承担管理工作,为帮助医院了解项目执行的总体进展、执行过程中的规范化和真实性,以及医院管理方面可能出现的问题,评估工作组出具了项目和医院两个层级的核查报告。

1. 项目报告 项目核查后,根据质量评估工作方案的要求撰写项目报告。首先,质控人员对现场核查的数据进行结构化整理,依据核查发现的问题,标准化核查表述。表述应尽可能清楚、恰当、客观地描述核查中发现的问题,不产生歧义。其次,根据核查发现的问题撰写建议。最后,由指定的审核人员评审后,将定稿的报告反馈给各项目组。一般项目核查报告的内容包括项目相关信息、评估周期、评估范围、评估结果、质量评估工作组等。

2. 项目机构报告 项目机构核查报告的内容包括医院相关信息、评估范围、评估活动说明、医院管理情况、项目评估情况、评估结果、撰写人及日期等。

三、质量评估展望

随着我国于 2017 年 6 月正式加入 ICH，在 IIT 项目实施过程质量评估方面需要逐步实现与国际标准接轨。此外，针对涉及人工智能等新技术的临床研究，有必要结合产品特点参考相关规范确定合理的质量评估条目，如开展人工智能医疗研究，可参考 NMPA 于 2019 年 7 月 3 日发布的《深度学习辅助决策医疗器械软件审评要点》，质量评估时在"PQRS"的基础上，建议考量"样本标注准确性""标准测试数据库测试体系的规范性"等。鉴于此，有必要进一步探讨建立科学、系统、创新的质量评估体系，从而实现对包括前沿技术在内的临床研究项目的实时、动态、全过程、全方位、立体化的质量控制与监管。

TIPS

1. IIT 项目执行过程中可能产生诸多影响关键数据和关键流程的质量问题，项目组可以基于 RBM 和 QbD 的理念，参照 IST 质量管理体系构建 IIT 质量管理体系，以最大限度地保证临床研究质量。

2. 构建 IIT 质量管理体系时，建议重点考量体系架构、要素和质量管理内容。建议项目组和临床研究中心（项目资助方或管理方）合力构建两层级管理体系架构：研究项目组做好质量控制工作，CRU 通过质量评估形式帮助研究团队识别 IIT 项目存在的诸多质量问题与挑战；IIT 质量管理覆盖临床研究全流程环节，包括研究设计、资源配置、流程管控、数据和报告等，除着重风险管理和问题管理外，最重要的是采取纠正与预防措施减少不规范性问题；同时可参考笔者机构制订的 P（执行进度）、Q（执行质量）、R（伦理合规）和 S（科学性）质量管理目标对项目进行管理。

3. 临床研究质量控制工作可由 CRA 或项目组质控人员完成，CRA 可以优化 IIT 项目的监查方式和内容，以提高监查的效率。如项目组制订监查计划后，由 CRA、PI 和统计师等讨论确认项目的关键数据、关键流程、潜在风险、应对措施，以提升临床研究质量为宗旨。CRA 根据监查计划实施监查并及时将信息反馈给 PI 等相关人员，并追踪至问题解决。

4. IIT 项目质量评估工作组需多方专业人员参与，除专业科研管理者之外，方法学专业人员负责确定关键性数据，数据管理员负责构建评估用电子数据库及对核查的数据进行结构化管理，财务人员负责抽查财务凭证等。开展质量评估建议遵循三公原则、保密性原则、独立性原则和定量评价原则。同样建议基于 RBM 的理念，结合中心化和现场两种方式了解项目的执行情况和质量，促进项目组规范化实施临床研究。

5. 本章相关 SOP 模板：模板 9.1 质量评估 SOP；模板 9.2 中心化监查 SOP；模板 9.3 现场监查 SOP。

参 考 文 献

[1] ICH. Guideline for good clinical practice E6（R2）[EB/OL]. (2016-11-10) [2020-05-22]. http://www.ich.org/ products/guidelines/efficacy/efficacy-single/article/integrated-addendum-good-clinical-practice.html.

[2] 国家药监局, 国家卫生健康委. 国家药监局国家卫生健康委关于发布药物临床试验质量管理规范的公告（2020 年第 57 号）[EB/OL].（2020-04-23）[2020-05-22]. http://www.nmpa.gov.cn/WS04/CL2138/376852.html.

[3] FDA. Guidance for industry on oversight of clinical investigations—a risk-based approach to monitoring[S]. Silver Spring：MD，2013：48173-48174.

[4] MEEKER-O'CONNELL A，SAM L M，BERGAMO N，et al. TransCelerates clinical quality management system：from a vision to a conceptual framework[J]. Ther Innov Regul Sci，2016，50（4）：397-413.

[5] MEEKER-O'CONNELL A，BORDA M M，LITTLE J A，et al. Enhancing quality and efficiency in clinical development through a clinical QMS conceptual framework：concept paper vision and outline[J]. Ther Innov Regul Sci，2015，49（5）：615-622.

[6] University of Birmingham. Clinical trails quality management system（QMS）[EB/OL].（2020-07-20）[2021-04-13]. https://www.birmingham.ac.uk/research/activity/mds/mds-rkto/governance/qm.aspx.

[7] 吕文文, 张维拓, 谢丽, 等. 研究者发起的临床研究项目实施过程质量评估指标构建探讨 [J]. 中国新药与临床杂志, 2019, 38（2）：85-89.

[8] 吕文文, 胡婷婷, 张维拓, 等. 研究者发起的临床研究项目实施过程质量评估流程的探讨 [J]. 中国新药与临床杂志, 2020, 39（1）：17-21.

[9] 李奕萱, 谢丽, 吕文文, 吴朝晖, 钱碧云. 新型冠状病毒肺炎疫情下把握干细胞非注册临床研究的质量要素 [J]. 中国医药生物技术, 2020, 15（2）：109-112.

附 录

▎附录一▎

临床研究标准操作规程

模板 2.1　制定 SOP 的 SOP

Ⅰ　**目的**　为规范临床研究中心各类规章制度的制定、批准、变更，制定本规程。

Ⅱ　**适用范围**　适用于中心内部 SOP 的制定与修订。

Ⅲ　**规程**　本规程包含 SOP 的分类、制定流程、执行、编印要求及管理保存。

1. SOP 的分类

1.1 根据 SOP 涉及的内容分为：管理制度、研究设计、项目管理、质量控制、数据管理、数据统计与分析、文档管理等。

1.2 根据 SOP 适用范围分为：临床研究中心管理层面制度 /SOP、项目层面制度 /SOP 等。

2. SOP 的起草、审议、生效、修订及撤销

2.1 起草　中心管理层面制度 /SOP，适用于临床研究中心，一般由中心主任指定相应人员制定；项目层面制度 /SOP 仅适用临床研究项目的实施，由相关工作岗位人员制定。制定 SOP 时应遵循现行相关法律法规、规章制度和工作要求。

2.2 审议　SOP 起草后，SOP 起草人提交给审核人，由审核人组织临床研究中心相关人员审议并修改。

2.3 审核　审核人应审核起草人修订的 SOP，审核的要点包括专业审核、合规性审核、文字审核。

2.4 批准　经审阅 / 审核最后确定的规章制度和 SOP 文件，交由中心主任审批签字。起草人、审核人、批准人应在相应位置上签名，并规定颁布日期和生效日期。

2.5 颁布　文件生效后，中心秘书组织印刷，保证相关工作人员均能获取。相关工作人员在生效日期后立即执行有关规定；新修订的文件生效后，旧版文件即刻废止，旧版文件由中心秘书统一回收处理，不得再出现在工作场所；中心应保留历次完整的文件样本，并根据文件变更情况随时更新修订记录。

2.6 修订　根据最新的法律法规和标准，或经过实践认为需要修订的，则对原有 SOP 进行修订，以确保所使用的 SOP 与现行的法律法规和标准一致，符合实际操作情况，修订的审核及批准生效程序同前。中心主任需定期组织相关人员对现行的 SOP 进行审查，如有需要修订的，按照修订程序进行。

2.7 废止　新制度 /SOP 生效后，相应旧制度 /SOP 则自动失效；若发现制度 /SOP 不遵循现有的法律法规则失效；需在中心秘书处登记备案。

2.8 SOP 的执行

3. SOP 的格式及编印

3.1 结构

3.1.1 题目 应标示 xxxSOP 或 xxx 的标准操作规程。

3.1.2 版本信息 应标示版本号、起草人、修订人、审核人、批准人、相应日期及更新历史。

标题：制定 SOP 的 SOP

分类编码		版 本 号	
起 草 人		起草日期	
修 订 人		修订日期	
审 核 人		审核日期	
批 准 人		批准日期	
颁发部门		执行部门	

更新历史

版本	更新描述	生效日期

3.1.3 目的 简述本规程制定的目的。

3.1.4 适用范围 简述本规程涉及的范围。

3.1.5 规程 写明开始、实施和结束过程，明确整个过程的操作步骤、操作标准和注意事项。

3.1.6 参考文献 指明参考的法规、文件及说明书等（如适用）。

3.1.7 相关程序 指明与本规程相关的 SOP（如适用）。

3.1.8 缩略语和定义 指明本规程中所涉及的缩略语和定义（如适用）。

3.1.9 附表 指明执行本规程时需要填写的相关表格（如适用）。

3.2 编排格式

3.2.1 页眉 SOP 的页眉左侧应标注：单位名称，如：上海交通大学医学院临床研究中心；右侧标注该文件的编码。

3.2.2 编码 SOP 的编码由 SOP、分类编码、SOP 编号及版本号组成。分类编码分别为：管理制度 MS（management system）；研究设计 RD（research design）；项目管理 PM（project management）；质量控制 QC（quality control）；数据管理 DM（data management）；统计与分析 SA（statistics and analysis）；文档管理 FM（file management）。SOP 编号按照分类的不同以百位数进行排序。如管理制度类第一个制定批准的 SOP 编号为：MS-001-01（版本号）。若出现新的 SOP 编号分类，由中心秘书组织相关人员讨论后，确定新的分类。

3.2.3 字体与格式 中文字体为宋体，英文字体为 Times New Roman，全文 1.5 倍行距。

字体大小：一级目录应采用罗马数字(举例：I)，采用小四号(或 12 磅)，字体需加粗；二级目录应采用阿拉伯数字(1)，采用小四号(或 12 磅)，字体需加粗；三级目录采用(1.1)，以此类推；正文采用小四号(或 12 磅)字体。

4. SOP 的管理与保存

4.1 SOP 的原件由临床研究中心秘书统一归档保存。

4.2 SOP 不得随意复印，相关工作人员留档与本工作岗位一致的 SOP。(复印的 SOP 应由临床研究中心盖章后方可有效)

4.3 新版 SOP 生效后，旧版 SOP 及时收回，留底保存在临床研究中心，并扫描一份上传到临床研究中心云盘。

模板 2.2　咨询门诊 SOP

Ⅰ　**目的**　为了保证咨询门诊服务运行流程通畅、更好地为临床医师提供服务，特制定本规章制度。

Ⅱ　**适用范围**　涉及咨询门诊服务的相关人员应遵循此项规定。

Ⅲ　**咨询门诊流程**　本流程包含咨询门诊申请和安排等事宜。

1. 咨询门诊采取"预约制"，由项目经理统一协调安排。咨询师安排采取"轮换制"。

2. 可通过微信公众号、邮箱、现场等方式预约。咨询范围包括研究方案设计、EDC 搭建、数据管理、统计分析、生物信息分析、结果解读、质量控制、成果整理、方法学培训等临床研究相关内容。

3. 项目经理每周一统计新增咨询门诊人数，根据咨询的研究类型进行分类管理，若为企业发起的临床研究，需进一步询问合作意向，若有合作意愿则按项目管理 SOP 进行处理；若为研究者发起的临床研究，按本 SOP 继续处理。

4. 依据研究领域、咨询内容及时间安排相应咨询师，咨询师咨询领域、时间安排参考附表 1。咨询统一在咨询室进行。

5. 提前联系咨询师经其同意后，联系咨询人员获取具体问题，并告知具体咨询时间和地点。

6. 咨询时，原则上安排中心人员记录并拍照。咨询门诊记录表见附表 2。

7. 咨询完成后，咨询记录人员将相关文档交给项目经理存档，项目经理同时填写咨询门诊登记表，见附表 3。

8. 当咨询人提出合作意向后，发合作申请表，进入项目管理流程。

Ⅳ　**附表**

附表 1　咨询师咨询领域及咨询时间安排

姓名	专业	咨询领域	参考咨询时间

附表2　咨询门诊记录表

咨询内容	
咨 询 师	
时　　间	
地　　点	
参会人员	
记 录 人	
会议提要	
会议记录	

项目简介：
咨询问题：
解决措施：
合作意向：

注：本表由记录人填写并存档。

附表3　咨询门诊登记表

时间	时长	咨询人	项目负责人	单位	科室	项目名称	咨询内容	项目来源	项目编号	咨询师	记录人

模板2.3　临床研究中心合作项目管理SOP

Ⅰ　目的　便于临床研究中心（简称"本中心"）对临床研究项目进行管理，保障临床研究的进度及质量，提高项目管理质量和效率，特建立临床研究项目管理SOP。

Ⅱ　适用范围　由本中心参与实施的临床研究项目及所有参与临床研究的相关人员。

Ⅲ　规程

1. 立项流程　本阶段是为了从研究者处收集研究方案、合作立项申请书等材料，根据材料确定是否与本中心合作。

1.1　立项准备　涉及研究者与本中心的项目合作，项目经理需在本中心ACTIMS系统中建立项目信息，并在eTMF目录下建立项目文档目录，并发起项目审核流程。

1.2　立项审核　项目经理首先对材料进行立项评估形式审查，审查完成后报相应的流行病学与统计师进行立项评估审查，主要包括医学审查、统计审查、可行性审查等，见附表1、2。

1.3　服务立项和签订协议　项目经理根据审核结果了解项目合作情况，审核通过的项目，项目经理需在临床研究管理系统（clinical trial management system，CTMS）中建立项目详细信息。此外，项目经理联系项目组确定协议内容，研究者与本中心签订合作协议。

2. 项目启动与实施　本阶段主要根据协议内容确定负责该项目的团队成员，并由项目经理与项目组沟通制订成员分工和项目进度计划，团队成员需遵循GCP原则和相应SOP

实施项目,以确保试验顺利开展。

2.1 团队人员确定　双方签订协议后,项目经理根据协议内容确定中心团队成员,包括但不限于数据库设计与管理员、临床研究协调员、临床监查员、统计师等。参与项目的每个成员都需要签订承诺书,见附表3。项目经理也需与项目组沟通确定各中心的研究助理,以确保项目顺利开展。

2.2 项目进度制订　项目经理根据协议内容与项目组沟通项目开展进度,制订研究计划;确定成员分工和工作进度,以保证任务落实到个人,见附表4。

2.3 项目内容实施　团队成员应按照中心已确定的 SOP 实施项目,主要包括方案设计、项目启动会、临床研究协调、质量控制、数据库设计与管理、统计分析等 SOP。项目经理负责管理和监督临床研究协调员,共同保障研究过程的真实性、规范性和科学性等。

2.4 项目会议召开　合作双方需派出人员对项目进行定期会议讨论,一般为一个月一次。项目经理负责会议的通知,并安排人员负责会议记录、拍照等工作。

2.5 项目实施监督　项目经理根据项目进度督促项目成员按照进度高质量完成任务。若不能按照进度完成工作的需要提前和对方进行沟通。

3. 项目结题　本阶段主要向合作方反馈项目结果及文件归档。

3.1 临床研究项目报告及结果反馈　所有在中心开展的临床研究项目,涉及给项目负责人提供反馈意见的,如:样本量、随机化方案、方案修改、统计结果及回复文章修改意见等,均需召开专题会议集体讨论定稿,审核无误后,经中心结题委员会批准,由项目经理通过官方邮箱发送给项目负责人。

3.2 项目结题及文件归档　项目结束后,项目经理进行项目材料的归档与退还,具体请参照《临床研究项目文档管理 SOP》。

Ⅳ 参考文献

《药物临床试验质量管理规范》、本中心相关规章制度。

Ⅴ 相关程序

SOP-PM-003-01　临床研究项目服务立项和签订协议

SOP-FM-002-01　临床研究文档管理

Ⅵ 附表

附表1　技术服务项目立项评估形式审查表

序号	内容	内容说明	若有,请打勾	备注
1	GCP 证书	主要研究者的 GCP 培训证书		
2	简历	主要研究者的简历		
3	研究方案	本项目的研究方案		
4	伦理批件	伦理委员会批准的文件		
5	发病率	疾病相关的发病率		
6	死亡率	疾病相关的死亡率		
7	常规诊疗	目前疾病相关的常规诊疗方式		
8	指南	疾病相关指南或者临床研究文章		
9	研究基础	临床研究或者基础研究		

附表2　技术服务项目立项评估审查表

项目名称	
项目负责人	
医学审查1	签名： 日期：
统计审查2	签名： 日期：
可行性审查3	签名： 日期：
项目人员安排4 （PM负责）	签名： 日期：
综合报价 （PM负责）	签名： 日期：
主管审核	签名： 日期：

备注：

1. 主要审查研究的创新性，通过调研文献或者邀请同领域的专家进行审查方案；
2. 主要审查研究的科学性，从样本量、主要终点指标等方面考量；
3. 主要审查项目的批复预算、时长及需要的人力等；
4. 主要确定负责该项目的人员，需把项目进行分解，责任到人，分配到任务的人员需签字确认。

附表3　承诺书

本人于　　　年参加"　　　　　"项目　　　　工作。本人承诺，对于项目单位在研究过程中提供的一切资料和信息，负有保密的义务，除本项研究工作以外，不得以任何形式使用或传播这些资料和信息。

如有违反，本人将承担相应的法律责任。

承诺人：

日　期：

附表4　技术服务项目任务分工表

项目名称			
项目负责人			
姓名	职责	完成期限	签名

模板 3.1　IIT 项目 CRC 职责 SOP

Ⅰ　目的　遵循国家 GCP 原则及多中心项目管理办法,规范化临床研究协调员(clinical research coordinate,CRC)在临床研究中心的工作。

Ⅱ　适用范围　适用于本中心参与的临床研究项目的协调工作。

Ⅲ　规程　本规程主要描述 CRC 在 IIT 项目全流程中关键环节的主要职责。

1. **项目流程**　CRC 可从项目立项开始参与整个临床研究,关键性工作包括项目立项、启动会、受试者筛选、获取受试者知情同意、随机分组、受试者随访和项目结题工作。

2. **CRC 的主要职责**　一般情况下,CRC 在主要研究者 PI 的授权下进行非医学性判断的事务性工作,但由医院护士兼任的 CRC 经授权可从事医疗护理工作。CRC 应遵守所在研究机构的管理制度,并对参与试验项目、受试者及研究机构有关信息进行保密。具体职责如下:

2.1　伦理、注册相关工作

2.1.1　伦理备案资料的递交前准备和递交;

2.1.2　与伦理委员会沟通;追踪,取回伦理批件、回执或发票;

2.1.3　协助研究者在中国临床试验注册网(http://www.chictr.org.cn/index.aspx)或 Clinical Trial 等注册平台进行研究项目的注册,并记录申请注册单位的账号、密码。

2.2　启动会

2.2.1　协助研究者组织召开启动会;

2.2.2　收集研究者 GCP 证书;

2.2.3　协助研究者进行签到,填写培训记录和 / 或签名样章;

2.2.4　必要时协助研究者收集实验室资质证明、实验室检测正常值范围等文件;

2.2.5　协助研究者测试数据库系统、随机系统等相关账号。

2.3　受试者推荐　关注医院或分院其他科室是否有可推荐的受试者。

2.4　受试者筛选

2.4.1　潜在受试者筛选;

2.4.2　入排标准初步核对;

2.4.3　核对研究者所开具的检查、化验单是否齐全;

2.4.4　协助受试者完成各项检查;

2.4.5　收集各项检查结果,并协助研究者进行判定后归档;

2.4.6　整理归档电子版门诊及住院病历等原始资料;

2.4.7　仔细核对受试者入排标准。

2.5　知情同意

2.5.1　协助研究者进行受试者的知情同意;

2.5.2　审核 ICF 签署情况。

2.6　受试者随机

2.6.1　随机前准备;

2.6.2　协助研究者完成受试者随机;

2.6.3　保存随机结果并打印,同时打印的文件需要研究者签名确认。

2.7 受试者随访

2.7.1 制订受试者随访计划，提醒受试者访视时间；

2.7.2 对受试者进行宣教；

2.7.3 随访前准备工作（如预约研究者、准备问卷等）；

2.7.4 协助研究者收集追踪 AE 及合并用药等信息，并协助研究者完成原始病历的记录。

2.8 标本的处理

2.8.1 协助研究者采集标本；

2.8.2 标本处理（如离心）和储存；

2.8.3 预约快递及标本运送；

2.8.4 完成相关表格的记录。

2.9 试验药品管理

2.9.1 协助研究者核对和发放研究药物（检查有效期、批号等）；

2.9.2 进行受试者用药宣教；

2.9.3 研究药物的清点、回收（适用于从受试者处回收药品）。

2.10 数据录入

2.10.1 CRF 填写（纸质）；

2.10.2 eCRF 的录入；

2.10.3 纸质与电子版 CRF 的修改 / 质疑解答。

2.11 SAE

2.11.1 协助研究者收集并追踪 SAE 信息；

2.11.2 协助研究者完成 SAE 报告表（中文，必要时需填写英文）；

2.11.3 协助研究者进行上报伦理委员会等相关部门；

2.11.4 归档 SAE 相关文件。

2.12 物资管理

2.12.1 试验相关物资的申请；

2.12.2 试验相关物资的接收与清点；

2.12.3 试验相关物资的储存、清点及有效期管理；

2.12.4 试验仪器的清洁、维护、校正及保养。

2.13 配合检查

2.13.1 监查 / 稽查 / 视察前的准备工作；

2.13.2 配合监查 / 稽查 / 视察工作；

2.13.3 跟踪解决检查发现的遗留问题。

2.14 试验结束

2.14.1 整理并归档试验相关文件。

模板 3.2　CRC 沟通 SOP

Ⅰ **目的**　为 CRC 在临床研究中的沟通、协调工作提供参考依据，以帮助 CRC 推动临床研究的顺利进行。

Ⅱ　适用范围　适用于 CRC 沟通工作，此外，可供研究者、PM 和 CRA 等人员参考。

Ⅲ　规程

1. CRC 与医院伦理委员会/学术委员会/科教处/临床研究中心等部门的沟通

1.1 CRC 应事先熟悉所在医院研究者发起的临床研究内部管理流程和规章制度；

1.2 保留试验中与伦理委员会/学术委员会等沟通交流的文档。

1.3　试验启动前

1.3.1　协助研究者收集和整理立项所需文件，并审核其完整性和规范性；

1.3.2　将各部门审核意见及时反馈给研究者，并根据要求补充和更新文件。常规医院所需要的文件如下：

- 临床试验方案（最新版，注明版本号和日期）
- 知情同意书包括患者须知（最新版，注明版本号和日期）
- 病例报告表（注明版本号和日期）
- 原始病历或研究病历（注明版本号和日期）
- 受试者鉴认代码表（目前均需要设计受试者签字栏）
- 主要研究者履历及相关文件（包括 GCP 证书）- 组长单位伦理委员会批件（如适用）
- 招募受试者相关资料，包括广告和宣传册等（如适用，注明版本号和日期）
- 受试者日记卡和其他向受试者提供的书面材料（如适用）
- 保险证明（如适用）
- 其他（如适用）

1.4　试验进行中

1.4.1　按医院内部规定，定期汇报试验进展情况、试验中的突发事件和重大事件。一般情况下，试验过程中发现以下情况需要及时报告伦理委员会，同时递交相关文件并获得审核意见：

- 已递交的文件有更新的版本
- 严重方案违背，影响到试验数据真实性或受试者的安全和权益
- 受试者发生严重不良事件，或其他与受试者安全性相关的事件
- 如获得伦理批件一年后试验仍未结束，需递交年度审查报告

1.4.2　必要时协助研究者进行财务结算；

1.4.3　配合医院内部或上级管理部门检查，准备试验相关文件，协助研究者完成质控报告和反馈。

1.5　试验结束后

1.5.1　试验文件存档；

1.5.2　必要时协助研究者进行财务结算。

2. CRC 与主中心/CRA 的沟通

2.1　启动前的中心访视

2.1.1　研究者及相关人员按照下列流程准备启动前访视：

- 所有相关人员先回顾方案、研究者手册、CRF，然后在启动前向主要研究者反馈意见
- 准备 PI（和主要人员）的 GCP 证书等文件；

- 协助评估其他参与试验相关人员（CRC、药品管理员、实验室技术人员等）的培训情况和相关经验

- 协助评价病源数量，收集受试者招募地点和途径等相关信息来预测可用于试验的受试者的数量

- 协助安排布置试验场所及设备。特别是：
  - 受试者接受治疗评估的辅助科室
  - 实验室设备
  - 专门的测试设备
  - 药房（中心药房或者科室独立保存）
  - 住院环境（如果要求的是住院病人）
  - 相关人员的工作环境
  - 管理区域
  - 试验药物或器械的储存环境

- 协助安排会议室确保所有相关人员出席

- 协助准备合作协议

2.1.2 涉及的文件　下面列出了在启动前访视或早于启动前访视时应该递交或收集的文件

- 保密协议：研究者代表相关工作人员对试验的信息保密所签署的声明。这协议通常在收到方案、研究者手册和其他文件前签署。

- 前期试验：主要研究者可以通过和实验室人员讨论前期的试验从而提出一些关于试验的意见

- 简历：主要研究者递交的简历要能证明其为本研究领域的专家

2.1.3 访视后跟进

- 向伦理委员会递交方案和知情同意书，获得伦理委员会的批件，并反馈给研究者

- 项目启动后开始着手筛选受试者（试验后期安排）

- 如果需要的话，签署研究合同协议

- 取得实验室资质证书和实验室正常值范围

- 协助试验药品或器械的运送

- 参加启动会

2.2 启动会访视

2.2.1 研究者和相关工作人员按照下列流程准备启动访视：

- 审阅终版方案和确定试验相关事宜。在启动会访视期间，为明确试验方案，应该解决任何重大问题。注意：关于方案任何的重大修改都有可能推迟试验的开展

- 取得所有的试验文件，放入研究者文件夹中，可以在启动会前取得的文件有合作协议（研究组长单位和机构或研究者之间签订的合同）等

- 储备受试者

- 向监查员展示检查设备，包括工作区域、患者访视区域、采血室，与相关的辅助人员会面，例如药物管理人员

2.2.2 在启动会访视之前要向研究者递交下列文件

- 研究者和相关试验负责人员的 GCP 证书等
- 伦理委员会批件
- 伦理委员会批准的知情同意书
- 实验室资质证书和实验室正常值范围
- 合作协议
- 关键试验人员的签字页和授权表

2.2.3 访视后跟进　如果研究者和中心之间没有重大问题需要探讨,就可以开始入选受试者。确定第一次中心常规访视的日期,如果有重大问题,需要在入选受试者之前解决

2.3 中心常规访视

2.3.1 研究者和 CRC 按照下列流程准备中心常规访视:

- 及时完成 CRF。在中心访视之前,研究者审阅和签署所有完成的 CRF
- 在指定的工作区域允许监查员审核所有的 CRF、药物记录、临床化验单等原始文件
- 允许监查员审阅和核实受试者知情同意书的签署是否符合规范
- 如果上报严重不良事件,允许监查员审核和确认所有的信息
- 更新药品 / 器械数量记录
- 安排和药品管理员会面审核药物的数量记录、运输记录、库存
- CRC 合理安排时间,积极配合监查员监查,共同解决数据及试验相关疑问

2.3.2 涉及的文件

- 研究者文件夹(伦理委员会更新的批件及递交信,实验室资质证书,更新简历)
- 签署的知情同意书
- 安全性报告的相关信息
- 试验用到的相关表格,如受试者鉴认代码表、筛选入组表、受试者日记卡、问卷等
- 纸质 CRF/eCRF

2.3.3 访视后跟进　针对监查过程中出现的问题,CRC 均需要协助研究者逐一进行完善,并将整改情况及时反馈至 CRA。

2.4 试验结束访视

2.4.1 研究者和 CRC 按照下面步骤准备关闭中心访视:

- 审核研究者文件夹的完整性
- 确保研究者文件夹里包含所有的记录
- 研究者审阅并签署所有的 CRF
- 在前期的常规中心访视中解决任何已确认的重大数据疑问
- 审核研究药物的数量及相关记录,所有的运送清单,包括用于试验的所有研究药物、随机信封和标签。
- 及时回收研究提供的物资(未使用的 ICF、CRF、方案等,临床实验室提供的物质等)
- 销毁所有与该试验相关的无效文件
- 试验中收集的任何生物制品都要妥善处理
- 协调监查员和研究者会面,详细讨论试验结束的相关事宜,如重大的数据疑问、劳务费、保存记录的期限及发表文献的政策等

- 积极协助、配合监查员工作
- 协助研究者、监查员处理 CRF 中出现的数据疑问和数据说明
- 协助研究者完成项目结题工作（如必要）

2.4.2 在关闭中心访视期间所需要收集下列文件

- 更新的文件
- 任何研究药物安全性报告（药物不良事件报告）
- 沟通信件
- 药物数量记录（原件放入研究者文件夹，除非药品管理员要求保留原件，那么将复印件放入原件的位置，并在备忘录写上说明）
- 方案违背 / 方案偏离表
- 严重不良事件（SAE）报告
- CRF
- 其他需收集的文件和物品：生物样品、生物样本保存记录、生物样本交接记录、快递单、未使用返还的研究药物、未使用的试验物质和 CRF 表

2.4.3 访视后跟进　解决在中心访视期间确认的任何重大数据疑问，将解决的方法以文件的形式归档。确保临床试验提供的所有物质和研究药物均已妥善处理。与研究者沟通，将试验文件妥善保管在合适的地方。

3. CRC 与研究者的沟通

3.1 试验中任何问题都需要及时反馈给研究者。

3.2 定期与研究者汇报及讨论　受试者入组情况、不良事件、治疗效果、方案的修改，以及试验中出现的特殊问题。

3.3 协助 CRA 递交项目进展报告给主要研究者，确保主要研究者及时得到入组进度、不良事件等方面的最新信息。

3.4 将试验方案、试验操作手册、试验流程图及相关的辅助工具发给相关人员。

3.5 设计试验辅助工具，如入组及访视表和口袋卡等。

4. CRC 与其他相关人员的沟通

4.1 与医师的沟通　告知试验相关信息，由其他医师帮助推荐受试者；若受试者为住院病人，需及时提醒相关工作人员这是一名受试者。

4.2 与检验科沟通　试验前，了解本中心检验科是否具备进行试验的能力。了解各项实验室检查的具体步骤和注意事项。受试者访视前，提前与检验科预约检查。标示受试者标本以区别于其他标本。跟进检验结果。协商解决试验中出现的问题。

4.3 与药房的沟通　试验开始前需要与药房确认在试验药物接受、分发和回收过程各自的职责；了解发药的流程和所需的凭证，如医师处方等。协助通知药物管理员参加试验相关培训，以了解试验要求；试验过程中及时告知药物管理员任何与试验药物相关的信息；确保受试者访视期间能获得足够的试验药物，沟通节假日药房的值班制度，了解药房库存药物的数量、有效期等。

4.4 与病案室沟通　试验前了解病案的各项管理制度，如获取受试者医疗记录的手续；每次借阅的时间及数量等；了解医疗记录保存期限是否符合相关法规要求；试验中需配合病案室，按照病案室的管理制度，获取受试者的医疗记录。

模板 4.1　临床研究统计软件选择的 SOP

Ⅰ　**目的**　本 SOP 描述了临床研究项目中统计分析等步骤的软件选择方法,以确保临床研究的科学性。

Ⅱ　**适用范围**　可用于选择合适的统计软件。

Ⅲ　**定义**　统计分析软件:一般指对临床研究中得到的数据进行统计分析的软件,可用于样本量或效能计算、中期分析、结果分析和图表制作等。

Ⅳ　**流程**

1. 明确统计需求和问题　提炼临床研究中的统计需求,如样本量计算、结果分析等,从而有针对性地进行软件选择。

1.1 临床研究项目立项审核通过后,中心生物统计委员会提出统计需求和问题。

1.2 统计需求和问题确定后,可将问题分为几大类,如:综合统计类、样本量计算类、图标绘制类等。

2. 确认数据条件　主要由 PI、数据管理员、统计师等共同讨论确认。与 PI 确认大致的样本量,依据数据集和变量数目来估算或直接计算数据量的大小,部分数据(如测序直接结果等)由于体积庞大,不能直接使用,需要进行注释或运算转换后再进行统计分析。

3. 选择统计软件

3.1 综合分析类　对于常见的综合类统计问题,推荐使用 SAS、SPSS、STATA、R 等综合性统计软件,这些软件能够满足临床研究中需要解决的大多数统计问题。当研究涉及新药研发,需要向监管部门提供数据包和代码包的情况下,选用 SAS;当研究人员不熟悉统计软件语言编写时,推荐使用 SPSS 进行简单的统计分析;当研究需要高质量的图表结果时,可以选择 SAS 或 R;当研究人员倾向于使用简单的代码快速实现统计功能时,STATA 和 R 可以纳入考虑。

3.2 样本量计算类　临床研究中经常涉及样本量或者统计效能计算,常用的软件有 PASS、G*power 等。

3.3 做图类　当研究的统计问题相对简单或已经通过其他软件完成,在投稿时需要额外制作高质量的图表时,可以选用 GraphPad Prism 单独制作图表。

3.4 特殊需求类　部分临床研究的统计分析会涉及学科内通用的专门软件,这种情况下建议咨询经验丰富的统计师来选择统计软件和统计方法。

模板 4.2　信息安全管理 SOP

Ⅰ　**目的**　为保障临床研究中心医教研工作的顺利开展,确保网络与信息和重要信息系统运行安全,根据《上海市教育委员会关于加强本市教育系统网络与信息安全工作的通知》(沪教委办〔2009〕62 号)和《关于进一步加强我院网络与信息安全保障工作的通知》(沪交医信〔2009〕1 号),特制订本标准操作规程。

Ⅱ　**范围**　临床研究中心信息安全重点防范范围主要包括临床研究全流程管理信息系统、计算服务器、私有网盘、自建科研数据库、办公个人电脑等。

Ⅲ 规则 根据自身工作实际,强化安全防范措施,达到防攻击、防病毒、防窃密、防瘫痪、防篡改的"五防"要求,确保网络与信息系统安全。

1. IT 平台与信息系统安全

1.1 采购系统应用和信息服务应经过正规学校的招标流程,相关厂商应具有国家相关资质,产品要有安全和防护功能模块。

1.2 无特殊需求的,系统应用应部署在学校内网环境做托管,依托校网络信息中心力量保证中心信息系统和应用的安全运行。

1.3 系统应用有特殊需求的,必须依托第三方平台进行部署和运维,第三方平台应满足国家相关规定的安全性和合规性要求,在国家相关部门完成登记并备案取得资质。

1.4 中心科研计算服务器禁止安装未知来源的软件和工具包。

2. 数据安全

2.1 科研用途数据涉及患者隐私和敏感的部分应做脱敏处理。

2.2 未经允许,中心员工和科研人员不得将科研数据和托管数据以任何方式传递给他人和机构;如有项目需要,应与数据使用人签署保密协议,并由项目负责人审批和记录留档。

2.3 科研数据应妥善定期备份在中心私有云盘并设置访问权限;数据传递给他人,要使用网盘安全链接并设置下载密码,或者使用加密 U 盘拷贝;禁止使用三方聊天软件或邮件传输敏感数据。

3. 个人电脑、密码管理和远程访问

3.1 中心个人电脑要安装杀毒软件,定期更新病毒库并扫描检查电脑。

3.2 离开电脑时要锁屏,下班前要锁屏或关机。

3.3 信息系统个人账户的密码要符合高安全规格,并至少半年更换一次;避免使用浏览器缓存保存登陆信息。

3.4 在校外网络需要使用上海交通大学 vpn 账号访问校内办公环境;禁止使用三方远程桌面软件连接远程访问。

4. 应急处理办法(如果发生意外的处理原则)

4.1 主动配合学校的定期检查,积极响应学校的特别通知和应急方案。

4.2 在接到上级紧急安全通知后,应依照指示第一时间在中心范围对个人电脑和信息系统进行自查,关闭并卸载问题软件,停止平台服务和关闭系统端口,有必要时切断网络链接。并及时上报领导汇报情况。在确认危险情况解除后,方可恢复网络和信息服务。

模板5.1 多中心临床研究项目管理办法

《多中心临床研究项目管理办法(2019年修订)》

第一章 总则

第一条 根据《上海高等学校学科发展与优化布局规划(2014—2020年)》(沪教委高〔2014〕44号)、《医疗卫生机构开展临床研究项目管理办法》(国卫医发〔2014〕80号)、《上海市科研计划项目(课题)专项经费管理办法》(沪财发〔2017〕9号)的要求,结合上海交通大学医学院高峰学科和高水平地方高校建设方案,为进一步推进上海交通大学医学院临床医学学科建设与发展,特修订本办法。

第二条　多中心临床研究是由多个机构的临床医学工作者共同合作实施的、为直接回答各类临床实践问题而开展的研究工作,研究所得出的结论能直接指导临床实践。

多中心临床研究项目依托上海交通大学医学院现有的国家临床医学研究中心、国家医学中心、国家临床重点专科、上海市临床重点学科、上海交通大学专病诊治中心等,以项目为纽带,引导附属医院临床研究人员通过同学科不同机构间、不同学科间的交叉或协同合作,突破"医院与医院、科室与科室、临床与基础、临床与公共卫生"等研究机构间的壁垒,最大限度地集合研究资源和临床资源,聚焦研究方向、规范研究方案、保障研究质量。

第二章　项目内容

第三条　多中心临床研究项目的主要研究内容包括疾病发病机制、疾病早期干预、诊断与治疗方案、新技术应用、治疗新药物、医疗器械等,重点支持针对疾病诊疗方案的多中心前瞻性随机对照临床研究。

本项目不资助为药厂和医疗器械厂商的新药或器械进行临床应用试验。

第四条　每个多中心研究项目由一名负责人牵头,跨机构、跨学科协同,交叉合作。原则上不少于 5 家医疗机构共同参与组成研究团队。医疗机构应尽可能优先选择上海交通大学医学院附属医院,但可不局限于上海交通大学医学院范围,鼓励与境内外的知名医疗机构合作进行研究。

第五条　项目研究周期原则为 3 年。如根据项目实际开展情况确需延长的,需按照本办法第二十四条之规定办理延长申请。

第六条　通过项目实施,在临床医学学科领域产出一批有重大影响力的研究成果(包括在高水平临床医学学术期刊上发表高影响力文章、获得省部级以上成果奖励、经培育后进一步入选国家级重点临床研究项目等);形成一批在国内公认的疾病诊疗规范;开发一批国内领先、国际先进的诊疗新技术;培养一批高素质研究型临床医师。最终提升临床医学学科在国内的领先地位和国际影响力。

第三章　申报与评审

第七条　申报者需填写《多中心临床研究项目申请书》,经所在单位审核同意后,在规定时间内报送医学院医院管理处。

第八条　研究项目应符合国家有关临床研究项目伦理审查要求,遵循 ICH-GCP、中国GCP 和相关法律法规,遵守科研学术诚信。如发现存在不真实问题、伪造和篡改试验病例或数据等情况,将根据国家相应法律法规和医学院有关规章制度进行严肃处理。

第九条　项目牵头单位与合作单位间应签署合作协议,明确各单位的任务分工、经费分配及知识产权归属。合作协议一式三份,项目牵头单位与合作单位双方各持有一份,医院管理处存档备案一份。

第十条　项目遴选应遵循"公平、公正、公开"原则,由医学院医院管理处和临床研究中心组织相关专业领域专家对申报项目进行筛选、审核和评审,遴选基础条件成熟、预期目标明确、实施方案切实可行、对临床医学学科发展有促进和推动作用的项目予以立项。

第十一条　立项项目由项目负责人、项目负责人所在单位与医学院签订项目合同书,项目合同书由项目负责人及医学院医院管理处保管。

第十二条　多中心临床研究项目实行滚动发展、择优支持、动态调整。

第十三条　已经获得校级以上项目立项的，不得重复申报。

第四章　实施与管理

第十四条　医学院成立由分管领导牵头，学科规划处、人事处、科技处、医院管理处、国际交流处、审计处、财务处等部门负责人组成的上海交通大学医学院高水平地方高校试点建设工作小组，具体负责项目的实施管理［参见《关于成立上海交通大学医学院高水平地方高校试点建设领导小组和工作小组的通知》（沪交医〔2018〕37号）］。

第十五条　医学院医院管理处及临床研究中心全面负责对各分中心建设的指导，协同各分中心加强对多中心临床研究项目的管理、指导与监管。临床研究中心下设专家委员会和管理委员会。临床研究中心在项目咨询与方案设计、随机化方案制订、样本量估计、项目管理、研究协调员与监查服务需求、数据库建库设计及数据管理、项目统计分析、成果转化、人员国内外培训等方面提供全流程支持。

第十六条　多中心临床研究项目必须采用电子化数据管理系统（EDC），以便实现全国多中心研究数据的实时采集、录入和管理等。

第十七条　项目负责人在受试者入组前需召开启动会，要求有会议记录、签到、授权分工表等，并向医学院医院管理处及临床研究中心备案。

第十八条　项目资助经费实行分期审定、分年度拨付的办法。经费须专款专用、专项管理。项目负责人所在医院应按照医学院项目资助经费，给予研究项目不少于1:1的配套资金支持。各类经费开支必须严格按照国家和上海市有关财务等管理的规定执行。具体经费开支规定如下：

1. 劳务费　包括临时聘用人员劳务费用和临床研究受试者费用。临时聘用人员劳务费用包括在项目实施过程中支付给临时聘用人员样本采集、数据录入等工作的劳务费，其中劳务费支出标准应控制在8 000元／人月以内。临床研究受试者费用包括：支付入选临床受试者医疗费用中与项目研究必须的特殊检查、治疗费及随访费用、受试者补贴等，但需符合伦理要求。劳务费控制在项目总经费的50%以内。

2. 专家咨询费　是指在项目实施过程中支付给临时聘请的咨询专家的费用。专家咨询费不得支付给参与项目研究及其管理相关的工作人员。专家咨询费的开支标准应当按照国家及本市有关规定执行。

3. 材料费、测试化验加工费、燃料动力费、差旅费、设备费、会议费、国际合作与交流费、出版／文献／信息传播／知识产权事务费和其他费用等经费开支必须严格按照国家和上海市有关财务等管理的规定执行。

第十九条　多中心研究项目实行项目负责人总负责制度。项目负责人所在单位应为多中心研究项目的开展提供场地、设备、人员等支持。合作单位应积极支持多中心研究项目在本单位的落实。

第二十条　鼓励各有关单位通过单位配套资金支持、募集社会资金资助等多种形式，增加对临床研究经费的投入。

第二十一条　项目实行年度工作报告制度，项目负责人应在每年年底前向医学院医院管理处及临床研究中心上报本年度工作报告。

第二十二条　项目实行稽查和督导机制，由医学院医院管理处和临床研究中心组织相关专业领域专家对研究项目进行评估和验收，稽查和督导结果作为考核的重要依据。考核结果与项目后续资助直接挂钩,考核不合格的项目收回剩余资金并影响该单位后续相关项目申报。

第二十三条　对研究中出现学术造假、无故不按时完成研究、违规使用经费等情况,对于相关人员按有关规定予以严肃处理。

第二十四条　研究过程中,对于开展多中心项目中所发生的严重不良事件或突发事件需向医院伦理委员会、医学院医院管理处及临床研究中心备案;如对研究方案、项目负责人、经费预算等内容有重大调整的,由项目负责人提交书面调整方案,经项目所在医院伦理委员会、主管部门和医院领导审核通过后,报医学院医院管理处及临床研究中心审核,并经医学院领导批准后方可实施。

第二十五条　项目实施过程中,需将项目的文件及全部研究数据如实、准确、完整地上传到医学院临床研究中心数据管理系统。项目完成数据库锁定后,不得随意更改,以备相关部门核查。项目负责人须妥善保存研究过程中的全部材料(10 年以上),接受医学院监管。

第二十六条　项目实施形成的研究成果,包括论文、专著、专利、软件、数据库等,均须标注"上海交通大学医学院多中心临床研究项目资助"。在保持原有署名不变基础上,须增加"上海交通大学医学院临床研究中心"署名(中文署名),或"Clinical Research Institute, Shanghai Jiao Tong University School of Medicine"(英文署名),未标注的成果验收时不予认可。

第二十七条　项目实施期间,项目负责人因故离职,由项目所在单位指派一名新负责人,项目所在单位须向医学院医院管理处及临床研究中心提交情况说明,并获得批准。如项目负责人在上海交通大学医学院系统内流动,经原项目负责人所属单位同意及医学院医院管理处批准,方可将研究项目整体转移至新单位。原负责人将所有相关资料移交给新负责人,新单位须确保其必须按照原项目实施计划按时完成。

第五章　附则

第二十八条　本办法自发布之日起施行。原《上海交通大学医学院多中心临床研究项目管理办法(2018 年修订)》(沪交医管〔2018〕1 号)同时废止。

第二十九条　本办法由医学院医院管理处及临床研究中心负责解释。

模板 5.2　临床研究团队项目管理 SOP

Ⅰ　**目的**　为帮助和指导研究者规范化管理和开展临床研究,特制定本规程。

Ⅱ　**适用范围**　适用于研究者发起的临床研究项目的管理工作。

Ⅲ　**规程**　研究者作为 IIT 项目的发起者和实施者,不仅需要确保研究数据的真实可靠和受试者安全,还需要统筹、协调整个项目,确保项目的顺利实施。本规程包含临床研究项目团队在项目计划、准备、实施和结题阶段的主要事宜。

1. 项目计划阶段

1.1 项目计划阶段主要包括研究设计、研究团队组建、研究物资筹备和研究经费申请。

1.1.1　研究设计主要包括方案、病例报告表、研究者手册等的设计。一般情况下,研究者首先根据临床问题梳理出科学问题,然后在此基础上优化完成整个研究方案。研究者可单独完成该部分工作,也可以和临床研究方法学专家合作完成。

1.1.2 项目负责人，暨主要研究者（principal investigator，PI）根据研究类型、研究规模、自身资源等，选择合适的内部人员和分中心合作研究者。选择分中心时，需考虑分中心参与研究的兴趣和意愿。此外，可和大学／医院里的临床研究中心、CRO 公司等合作。

1.1.3 涉及药物、器械、食品等产品时，可考虑和企业等合作。此外，在研究正式开始前需考虑数据采集、随机化、盲法等的实现形式和方式。

1.1.4 研究者可向国家基金委员会、药企、民间基金委员会提出项目资助申请。由于临床研究课题的时限要求，建议研究者申请项目时，考虑课题目标完成度，同时设置经费预算时考虑临床研究项目受试者补助、检查费、劳务费等费用。

1.2 考虑到 IIT 的特殊性和复杂性，研究团队可根据实际情况同时或者逐步完成上述事宜，事情的先后顺序可由团队自行确定。

2. 项目准备阶段　当项目负责人筹备到一定的物资和人力资源，具备开展临床研究条件时即可正式开始临床研究。临床研究执行阶段大致需要完成以下事宜：

2.1 项目立项　按照各医院 SOP 进行立项，必要时需要报告医院 IIT 主管部门如科研管理处或临床研究中心等。

2.2 伦理申报　按照伦理委员会要求提交申请材料，经伦理委员会审批通过后方可招募受试者。

2.3 项目注册　取得伦理批件后需及时在临床试验注册网站上注册，并按照国家卫生健康委员会、NMPA 等要求备案、注册，涉及人类遗传资源信息采集的且按照法规需要申报的，应取得人类遗传办批件。

2.4 团队成员培训　研究团队可根据需要召开研究者会议，会议内容主要包括方案讨论、临床研究流程、操作培训等，建议分中心主要成员能够参与会议。此外，为了提高效率，参会前需将定稿的方案给分中心成员，防止方案的进一步修改引发重新过伦理等问题。各个研究团队通过启动会的形式对项目成员进行培训和授权分工，研究者需将不涉及医学判断的事宜授权给 CRC 或研究生。

2.5 研究物资准备　准备好研究病例报告表（纸质 CRF 或 EDC 系统）、随机化系统或随机信封、应急信封、试验产品等，确保首例入组前可以使用。

2.6 分中心伦理申报事宜　将最新版方案、ICF、研究者手册等文件发给分中心人员，协助分中心进行伦理申报，尽量避免让分中心因方案修改原因反复申报伦理。取得分中心伦理批件后，尽快将试验物资、系统登录帐号及密码等告知分中心联系人和分中心 PI。

3. 项目实施阶段　研究过程中 PI 需做好质量管理工作，确保临床研究的质量和进度。具体如下：

3.1 建立项目定期讨论制度　PI 可把项目组织协调工作分配给助理研究者，但 PI 需实时了解项目的进展情况，包括进度和质量，以及实施过程中的难点，整体上把握和推进项目。助理研究者和其他团队成员定期汇报项目进度、受试者情况、实施流程问题、质量控制情况等。

3.2 定期质控　PI 可指定独立于项目执行团队的人员对项目进行质量控制，并接受项目资助方等第三方质量控制。

3.3 伦理跟踪审查　在试验执行过程中，按照医院伦理委员会要求及时上报和提交 SAE 事件报告表、重大方案变更信息、定期跟踪审查报告等。

3.4　分中心管理制度　不定期和分中心进行沟通，将临床研究最新信息分享给分中心人员，同时帮助分中心解决研究过程中的问题，推动分中心临床研究项目的开展。

3.5　方案定稿发表　研究者可将最终版方案发表。

4.项目结题阶段

4.1　研究结束后，研究者可根据实际情况报告给相关管理部门，如伦理委员会、科技处。

4.2　项目数据收集和疑问解答　收集所有中心的全部病例数据和相关研究资料，进行数据清理，如对数据有疑问的话需和分中心人员沟通解决，所有疑问解除后，进行数据锁库。

4.3　文档资料保存　按照国家相关法规要求保存临床研究资料和文档，如干细胞研究需至少保持原始资料10年。

4.4　数据统计分析和文章撰写

4.5　注册信息更新　方案和文章投稿前注意变更注册网站信息。

4.6　继续深入研究的可能性探讨　对研究结果进行深入分析，根据分析结果确定是否有必要继续深入开展研究，或者引申出新的课题。

模板6.1　进修人员管理SOP

Ⅰ　**目的**　为促进学术交流，做好各类访问、进修人员的接受和管理工作，特制定本SOP。

Ⅱ　**适用范围**　适用于管理依托临床研究中心具体科研平台开展访问研究工作与学习交流的人员。

Ⅲ　**规程**　本规程包含进修人员接收和管理等事宜。

1.进修人员接收

1.1　组织管理　进修人员的接收工作由人事负责人备案统筹，如报到、食宿安排等。

1.2　接收的进修人员需满足下列进修条件

1.2.1　政治思想素质好，有强烈的事业心和良好的职业道德。

1.2.2　基础理论和专业知识扎实、教学或科研能力较强。

1.2.3　学习目的明确，其中以学习临床研究体系建设为主要目的的进修人员应就职于医院管理部门；以学习临床研究方法学为主要目的的进修人员应参与至少1项临床研究项目。

1.2.4　资助资金充足，进修费用需在报到时一次性交清。具体进修费用根据学习时限和学习内容决定。

1.2.5　愿意并服从中心进修安排。

2.管理

2.1　访问进修应由进修人员本人提出申请，在进入中心前填写人员访问交流申请表（附表1），审批后在中心平台上登记，完成后由中心统一安排工作地点和相关工作条件。

2.2　各类人员的培养工作实行指导教师负责制。指导教师应为师德高尚、工作认真负责的研究生导师或有一定经历的业务主管。访问学者和指导教师共同协商制订访问计划，以参加科研和临床研究实践为主，可协助参加教学、科研、管理工作。

2.3　访问进修人员工作／学习期限一般不少于三个月。各类人员在来访期内应遵守中心内部各项管理制度，保证出勤时间。每三个月在接收部门做1次报告交流，汇报工作学习成果，并按照要求完成中心所交办的相关工作。

2.4 访问期工作结束后,应写出包括临床研究科研、教学工作等方面的个人总结,并接受中心组织的知识、技能考核。按期完成访问进修工作并考核合格后,可获得中心颁发的相关证书。

2.5 正式离开时应做好交接工作,交还所使用的计算机、门卡、临时校园卡等设备和物资。

3. 其他

3.1 访问进修人员工资、医疗保险、往返交通费等由原单位负担。临床研究中心可根据访问进修人员工作情况适当发放劳务费及其他有关的科研业务费用。

3.2 临床研究中心可为访问进修人员申请住宿及临时校园卡(费用自理),在科研场所、实验设备等方面为访问进修人员提供科研和工作条件。

Ⅳ 附表

附表 1 访问交流申请表

姓名		来访日期	
专业		职称/职务	
联系电话		邮箱	
单位及科室			
起止年月	20 年 月 日至20 年 月 日		
来访频率(工作日/每周天数)			
交流/学习内容或具体工作			
备注说明			
申请人签名		日期 年 月 日	
资助人意见		日期 年 月 日	
中心审批意见	负责人签名: 日期 年 月 日		

模板 7.1 临床研究方案设计 SOP

Ⅰ **目的** 本 SOP 描述了临床研究项目的方案撰写、修订、审批、分发、存档和修改流程。规范临床研究方案的设计和制订,确保研究方案设计的规范性与可行性,确保临床研究的科学性并符合伦理。

Ⅱ **适用范围** 用于临床研究中心承接的所有临床研究项目的方案设计。

Ⅲ　定义

临床研究方案(clinical research protocol,CRP)是进行临床研究必须严格遵守的重要文件。研究方案叙述了研究背景、理论基础和目的,以及研究设计、方法和组织,包括统计学考虑、研究执行和研究完成的条件。临床研究因疾病种类、干预方式及其相关指导文件要求不同其方案各异,但方案设计的主要内容基本一致。

生物统计委员会:临床研究中心相关专业人员组成生物统计委员会,对该流程负责。

方案撰写负责人:每个临床研究项目明确指定负责人,可以为该项目的项目经理或统计师。

方案参与人:临床研究方案的相关内容提供人员,包括 PI/ 临床医师、统计师、医学编辑、项目经理、CRC、CRA、伦理法务,必要时还应包括监管部门、赞助方、药品和医疗器械提供方、患者代表等。

Ⅳ　流程

1. 方案撰写　本阶段收集方案相关材料,并将其填入对应的模板文档。模板文档在本SOP 的相关文档中。

1.1 临床研究项目立项审核通过后,中心生物统计委员会确定临床研究方案撰写负责人和方案参与人,确定方案采用的模板文档。

1.2 方案撰写负责人对照模板文档,要求各方案参与人提供内容,包括但不限于项目申请书、研究者相关资料、研究相关文献、研究背景、干预方案、受试者流程图、数据采集流程表、样本量计算说明。

1.3 方案参与人按要求向方案撰写人提供相应内容。

1.4 方案撰写负责人将方案参与人提供的内容填入模板文档,形成方案初稿,提交方案修订负责人。

2. 方案审查和修订　本阶段由各种方案的参与人审查方案和提供反馈。方案审查和修订会经过多次循环流程,必须接受临床科学性审查、方法学科学性审查、伦理合规性审查、项目可行性审查。

2.1 方案撰写负责人将方案初稿发给方案参与者,分别进行方案审查。

2.2 方案参与人将方案修改意见反馈给方案撰写负责人。

　　临床专家负责临床科学性审查;

　　统计师负责方法学科学性审查;

　　项目经理负责项目可行性审查;

　　GCP 审查员负责伦理合规性审查;

　　医学编辑负责方案文本审查。

2.3 方案修订负责人组织方案参与人讨论,汇总方案修改意见,整合为方案终稿。

3. 方案审批　本阶段将审批通过方案终稿。

3.1 方案撰写负责人确认所有方案修改意见得到了确认,组织生物统计委员会讨论。

3.2 生物统计委员会负责人签字审批通过方案。

3.3 方案撰写负责人组织撰写研究方案文章并发表。

3.4 项目经理督促研究者进行研究方案注册。方案撰写负责人负责确认研究项目注册信息与方案一致。

4. 方案分发和存档 本阶段在研究团队内部分发研究方案，并存档。

4.1 项目经理将研究方案发给研究团队所有参与人员，确认各部门负责人收到方案。

4.2 项目经理将研究方案存档（参照文件存档SOP）。

5. 方案修改 本阶段为根据临床研究项目过程中的新情况，对已有方案进行修改。

5.1 研究参与者提出方案修改需求，并提供相关材料。

5.2 项目经理启动方案修改流程，与方案审查和修订、方案审批流程相同。

V 参考文献

本流程符合国际临床研究规范：

- ICH E6

- ICH E9

- CONSORT

- STROBE

本流程会使用以下参考文档：

- SOP: project review　立项审查

- WI: investigator communication　研究者沟通（objective，major specification，materials）

- WI: research background review　研究背景总结

- WI: protocol development　方案撰写

- WI: protocol revison　方案修订

- WI: sample size estimation　样本量计算

- WI: randomization design and operation　随机化方案和实施

- WI: scientific review　研究科学性审查

- WI: phase I protocol　一期试验方案设计

- WI: precision medicine research protocol　精准医学研究方案设计

- TPL: RCT protocol templete　临床试验方案模板

- TPL: Observational study templete　观察性研究模板

- TPL: Investigator's Brochure　研究者手册模板

- TPL: Information Consent　知情同意模板

模板 8.1　数据管理 SOP

Ⅰ **目的** 规范临床研究数据管理整个流程。

Ⅱ **适用范围** 适用于临床研究中心及合作的临床研究团队、数据管理及其他相关部门和人员，包括但不限于数据管理员（DM）、数据库超级管理员（database super administrator，DBSA）、生物统计师（biostatistician）、统计分析员/程序员（statistical analyst/programmer）、医学经理（medical manager）、医学编码员（medical coder）、项目经理（PM）、项目助理（PC）、临床监查员（CRA）、合作的研究者（PI、Co-PI）、临床协调员（CRC）等。

Ⅲ **规程** 本规程包含数据管理计划、病例报告表（CRF）设计、数据库建设、权限管理、数据核查、质疑处理、锁库。

1. 数据管理计划

1.1 数据管理计划的起草和审核　DM 负责数据管理计划的起草,研究团队人员负责审核,审核人员包括但不限于项目经理、生物统计师、统计程序员、医学经理、医学编码员、临床监查员、临床协调员、PI 团队中的研究人员。

1.2 数据管理计划的内容　DM 撰写的数据管理计划应包括实验里程碑事件、数据流程、CRF 填写指南、数据录入指南、数据编辑检查、编程、数据验证、数据备份与存档的相关说明。

1.3 数据管理计划的修改　任何数据管理计划的修改需要向 DM 部门提出申请,并由DM 报告给研究项目团队,经团队协商批准后方可进行更改,并进行版本控制。

2. CRF 设计

2.1 CRF 内容　DM 根据方案与 PI 沟通确定 CRF 表包含的内容,确保研究设计中的所有内容均在 CRF 中体现。

2.2 CRF 形式　DM 与 PI 和项目团队确定 CRF 的形式(纸质、电子等)。

2.3 CRF 模板(Mock CRF)　DM 根据已有信息或 CRF 为每个研究制作 Mock CRF。

2.4 CRF 填写指南　DM 根据 CRF 设计提供 CRF 填写指南,对于关键字段和容易引发歧义的条目进行特定的填写说明。

2.5 注释 CRF　DM 对空白 CRF 的标注,记录 CRF 各数据项的位置及其在数据库中的相应变量名和编码。

3. 数据库建设

3.1 变量字段　DM 在 Mock CRF 的基础上制作变量列表,变量列表需包含变量的所有属性,并标注命名来源。

3.2 数据库设计　根据临床研究方案设计数据库结构,确保列出所有研究设计需要的信息。

3.3 数据库建立　根据研究方案、Mock CRF 表及变量列表建立数据库。完成相应逻辑核查程序。

3.4 医学词典编写　根据研究方案及相关医学知识编写医学字典程序。

3.5 数据库测试　根据研究方案及 eCRF 完成数据库测试。测试后出具相关测试报告,并反馈至数据库设计员(database design,DBD),所有测试通过后方能上线。

3.6 相关账号建立　DM 根据研究方案及系统特性建立相关账号,完整记录相关账号信息并提交至项目经理。

4. 权限管理

4.1 账号角色权限管理　DM 部门任命超级管理员(super administrator,SA)管理相关角色权限。

4.2 临床研究项目账号权限管理　DBA 根据特定项目授予相关人员不同权限。

4.3 账号变更锁定　DBA 在账号信息发生变化时应及时变更相关权限,并由 SA 操作,在项目结束后应该移除所有人员权限,可以保留 PI 的访问权限。

5. 数据核查

5.1 核查内容　DM 核查内容包括进展与数据概况、录入情况、数据逻辑、方案违背等。

5.2 核查形式　DM 根据研究方案与 CRF 的形式确定电子核查、纸质核查等。

5.3 核查结果 DM将核查结果整理成报告上报给PM。

6. 质疑处理

6.1 数据质疑表的内容与形式 DM将数据核查所发现的问题以质疑表的形式列出。

6.2 数据质疑表的管理 DM将质疑表以电子或纸质文档的形式发送给申办方CRA,由其整理并转交给研究者。研究者对疑问做出书面回答后,申办方临床监查员将已签字的质疑表复印件返回到数据管理部门。质疑表发送和返回过程将重复进行,直至数据疑问被清理干净。

6.3 数据更改的存档 所有数据质疑表和更改过的数据均由数据管理部门存档。

7. 锁库

7.1 数据库锁定条件 该研究已经完成或提前终止,所有受试者应当填写的数据均填写完毕,所有数据质疑均处理完毕,PI确认锁库。

7.2 数据库锁定 DBA负责锁定数据库。

7.3 数据库解锁 锁定后的数据库原则上不再解除锁定。特殊情况下由PI提出申请,相关人员确认有必要解除锁定时,DBA负责解除锁定。

Ⅳ 参考文献

[1] 国家食品药品监督管理总局,药品审评中心.临床试验数据管理工作技术指南[EB/OL].(2016-07-21)[2020-05-22]. http://www.cde.org.cn/zdyz.do?method=largePage&id=271.

[2] 陈朝华,黄钦,邓亚中,等.临床试验数据管理质量评价指标体系[J].药学学报,2015,50(11):1374-1379.

[3] 国家药品监督管理局.药品记录与数据管理要求(试行)[EB/OL].(2020-06-24)[2021-07-09]. https://www.nmpa.gov.cn/yaopin/ypggtg/ypqtgg/20200701110301645.html.

Ⅴ 缩略语和定义

CRF	case report form	病例报告表
PI	principal investigator	主要研究者
PM	project manager	项目管理员
CRA	clinical research associate	临床监查员
CRC	clinical research coordinator	临床协调员
DM	data management	数据管理员
DBSA	database super administrator	数据库超级管理员
MM	medical manager	医学经理
MC	medical coder	医学编码员

模板 8.2 数据库建设 SOP

Ⅰ **目的** 数据库是实施临床试验的重要工具,是临床试验取得成功的关键因素。构建良好的数据库系统是确保临床试验结果科学可靠的前提条件之一。

Ⅱ **适用范围** 本SOP适用于临床研究项目的电子病历采集系统的建设,如甲骨文TM临床电子病历采集系统(OC-RDC-TMS),其他电子病历采集系统也可参照此SOP。

Ⅲ **规程** 本规程包含数据管理责任人、管理程序、缩略语和定义。

1. 责任人

数据管理员（data manager，DM）	制作 Mock CRF 表，变量字段维护，模板维护，医学词典编程
项目经理（project manager，PM）	设计研究，中心、账号、受试者分配、帐号权限分配
数据库超级管理员（database super administrator，DBSA）	账号建立、锁定、删除

2. 程序

2.1　CRF 样稿（Mock CRF）

2.1.1　数据管理员（DM）在已经完成的 CRF 的基础上制作 CRF 样稿。

2.1.2　根据 CRF 表和相应的系统模板构成 CRF 样稿，需要修改模板的，说明修改内容。

2.1.3　无模板的数据模块需要手动制作 CRF 样稿页面。

2.2　变量字段

2.2.1　数据管理员（DM）在 CRF 样稿的基础上制作变量列表。

2.2.2　变量字段来源为 CDISC，若 CDISC 未包含特殊字段，需根据 CDISC 命名标准自主命名。

2.2.3　对于数据库中已经包含的变量字段，直接在变量列表中列出；对于数据库中未包含的变量，需手动新建并在变量列表中列出。

2.2.4　变量列表需包含变量的所有属性，并标注命名来源。

2.3　研究设计

2.3.1　DM 根据临床研究方案设计数据库结构。

2.3.2　PM 需要研究方案建立研究的中心、相关负责人信息、建立相关中心的受试者，并调整相关信息。

2.3.3　按照研究设计确定数据库的研究阶段及相关访视信息，确定相关属性。

2.3.4　建立测试相关中心、受试者。

2.3.5　需要列出所有研究设计信息。

2.4　数据库建立

2.4.1　根据研究方案、CRF 样稿及变量列表建立数据库。

2.4.2　已经有相应模板的模块，复制相应模板并按照要求做相应修改。无模板的模块，新建数据模块，形成新的模板。

2.4.3　按照研究设计及系统特性，将相应数据模块整合形成可视化前端页面。按照研究设计及 CRF 样稿排列相应可视化网页页面，构建完整的 eCRF 表。并将 eCRF 表赋予相应的受试者。

2.4.4　按照研究设计及系统特性完成相应逻辑核查程序。

2.4.5　按照测试人员的测试结果修改数据库。

2.4.6　测试完成后数据库上线。

2.5　医学词典编写　DM 根据研究方案及相关医学知识编写医学字典程序。

2.6　数据库测试

2.6.1　数据库测试人员根据研究方案及 eCRF 完成数据库测试。

2.6.2 所有测试均需在完整的测试方案基础上完成。测试内容包括但不限于：

- 数据库完整性、正确性；
- 相关变量字段属性的正确性；
- 逻辑核查的正确性、完整性；
- 医学字典正确性、完整性；
- 数据库稳定性。

2.6.3 出具相关测试报告，并反馈至数据库设计员（DBD）。

2.6.4 所有测试通过后方能上线。

2.7 相关账号建立

2.7.1 超级管理员（DBSA）根据研究方案及系统特性建立账号。.

2.7.2 常规建立账号包括但不限于：PI、Sub-I、CRA、CRC。

2.7.3 相关账号信息完整记录并提交至项目经理。

Ⅳ **缩略语和定义**

PI   principal investigator   主要研究者

Sub-I   sub-investigator   助理研究者

CRA   clinical research associate   临床监查员

CRC   clinical research coordinator   临床协调员

模板 8.3   权限管理 SOP

Ⅰ **目的**   为了保证临床研究中心合作项目及审查项目数据的质量和质量安全，特制定本规章制度。

Ⅱ **适用范围**   本 SOP 适用于临床研究中心承接的临床研究项目的电子病历采集系统账号权限管理；本 SOP 主要适用于甲骨文 TM 临床电子病历采集系统（OC-RDC-TMS），其他电子病历采集系统也可参照此 SOP。

Ⅲ **规程**   本规程包含数据库管理责任人、数据库管理程序、缩略语和定义。

1. 责任人

数据库管理员（database administrator，DBA）	账号项目权限分配
数据库超级管理员（database super administrator，DBSA）	账号角色权限分配

2. 程序

2.1 账号角色权限管理

2.1.1 数据库超级管理员（DBSA）管理相关角色权限。相关角色包括：DBD、超级管理员、普通管理员、DM、模板库管理员、逻辑核查管理员、PI、SITE-CRC、CRA、医学字典管理员。

2.2 账号 Study 权限管理

2.2.1 数据库管理员（DBA）管理 Study 相关权限。

2.2.2 对于某 Study 相关的所有账号，赋予该 Study 的 access 权限。

2.2.3 赋予 PI 所有 Site 的浏览，更新数据和审核权限。

2.2.4 赋予 CRA 相应 Site 的浏览、审核权限。

2.2.5 赋予 CRC 相应 Site 的浏览、更新数据和提交数据的权限。

2.2.6 赋予 DBD、DM 及测试人员测试环境的所有权限。

2.2.7 赋予 DM 所有 Site 的浏览权限。

2.2.8 其中一个 Study 原则上只能有一个 PI 账号。

2.3 账号变更锁定

2.3.1 在账号信息发生变化时应及时变更相关权限。

2.3.2 在项目结束后应该移除所有人员权限，可以保留 PI 的 Access 权限。

2.3.3 数据库超级管理员（DBSA）在相关人员权限移除后，将 CRC 及 CRA 账号锁定。

2.3.4 研究中账号需要添加、锁定及删除的由数据库超级管理员（DBSA）负责执行相关操作。

2.4 特殊账号

2.4.1 数据库超级管理员（DBSA）具有 Oracle 数据库的所有权限，可以在底层数据库层面执行任何操作。

2.4.2 数据库超级管理员（DBSA）可以有所有 study 的所有权限，可以在 study 层面执行所有操作。

Ⅳ **缩略语和定义**

PI　　　principal investigator　　主要研究者

CRA　　clinical research associate　　临床监查员

CRC　　clinical research coordinator　　临床协调员

模板 8.4　数据核查 SOP

Ⅰ **目的**　为了保证临床研究中心合作项目及审查项目数据的质量，以 ALCOA+CCEA 为指导原则，以中国临床试验数据管理学组发布的《临床试验数据管理质量评价指标体系》为基础，基于 EDC 数据和统计学方法，选取符合目前项目现实实施情况、可测量、可行性高的指标，进行数据质量控制及风险评估，作为中心化监查的技术手段。

Ⅱ **适用范围**　本规程适用于与临床研究负责核查的、使用 EDC 系统的临床试验。

Ⅲ **规程**　核查内容分为 EDC 数据项目进展、数据概况及数据核查。进展与数据概况中说明研究采集的变量数、受试者人数、入组人数、入组时间及关键指标，客观描述主要指标变量的缺失情况。核查内容包括：

1. **特定值的唯一性**　核查是否有重复输入的受试者；

2. **随机化核查**　在随机对照试验中，检查入组随机化实施情况；

3. **违背方案核查**　根据临床试验方案检查受试者入选 / 排除标准、试验用药计划及合并用药（或治疗）的规定等；

4. **时间窗核查**　核查入组、随访日期之间的顺序，判断依从性情况；

5. **逻辑核查**　核查相应事件之间的逻辑关联来识别可能存在的数据错误；

6. **范围核查** 识别在生理上不可能出现或者在研究人群的正常变化范围外的极端数值;

7. **录入及时度** 计算录入时间与实际发生时间的时间差。根据中国临床实验数据管理学组发布的《临床试验数据管理质量评价指标体系》,录入时间建议在一周之内。

8. **中心偏差** 对于多中心项目,核查各中心入组分组及主要指标的缺失情况偏差。

Ⅳ 参考文献

[1] 国家食品药品监督管理总局,药品审评中心. 临床试验数据管理工作技术指南 [EB/OL]. (2016-07-21)[2020-05-22]. http://www.cde.org.cn/zdyz.do?method=largePage&id=271.

[2] 陈朝华,黄钦,邓亚中,等. 临床试验数据管理质量评价指标体系 [J]. 药学学报, 2015,50(11):1374-1379.

[3] 国家药品监督管理局. 药品记录与数据管理要求(试行)[EB/OL].(2020-06-24) [2021-07-09]. https://www.nmpa.gov.cn/yaopin/ypggtg/ypqtgg/20200701110301645.html.

模板 8.5 数据锁库 SOP

Ⅰ 目的 为了保证临床研究中心合作项目及审查项目数据的质量,以 ALCOA + CCEA 为指导原则,以中国临床试验数据管理学组发布的《临床试验数据管理质量评价指标体系》为基础,基于 EDC 数据和统计学方法,选取符合目前项目现实实施情况、可测量、可行性高的指标,进行数据质量控制及风险评估,作为中心化监查的技术手段。

Ⅱ 适用范围 本 SOP 适用于临床研究中心承接的临床研究项目的电子病历采集系统数据库锁定;本 SOP 主要适用于甲骨文 TM 临床电子病历采集系统(OC-RDC-TMS),其他电子病历采集系统也可参照此 SOP。

Ⅲ 规程 本规程包含数据库管理责任人、数据库管理程序、缩略语和定义。

1. 责任人

数据管理员(data management,DM)

2. 步骤

2.1 数据库锁定条件

2.1.1 该研究已经完成或提前终止。

2.1.2 所有受试者应当填写的数据均填写完毕。

2.1.3 所有数据质疑均处理完毕。

2.1.4 PI 确认锁库。

2.2 数据库锁定 数据管理员(DM)负责锁定数据库。

2.3 数据库解锁

2.3.1 锁定后的数据库原则上不再解除锁定。

2.3.2 特殊情况下由 PI 提出申请,相关人员确认有必要解除锁定时,DM 负责解除锁定。

Ⅳ 缩略语和定义

PI   principal investigator   主要研究者

模板 9.1　质量评估 SOP

Ⅰ　目的　本 SOP 描述了临床研究项目质量评估的评估前准备、材料内容审查、现场核查、报告撰写等流程。从执行进度、执行质量、伦理合规和科学性等方面了解项目执行的总体进展，确保执行过程中的规范性和真实性。

Ⅱ　适用范围　适用于临床研究中心参与的临床研究项目质量评估。

Ⅲ　规程

1. 定义

1.1　质量评估负责人　每次临床研究质量评估明确指定负责人，可以为项目经理等。

1.2　核查员　主要负责临床研究项目的质量评估和临床研究项目的监查。

1.3　项目组　临床研究项目发起人所在的项目组。

1.4　材料内容审查　项目负责人需要严格参考《临床三年行动计划项目评估表》的各项指标和要求进行项目评估，并按照要求提交相应的附件材料。材料内容审查重点检查项目的伦理审查情况、方案发表情况、注册情况、实施及进展情况、临床研究的规范性和真实性。

1.5　现场核查　按照各项目的入组情况，抽检规定的病例资料。现场核查重点检查项目执行过程中的规范性和真实性，如知情同意书、临床试验过程记录及临床检查、化验等数据的可溯源（纸质检查单、电子检查单或本机）、严重不良事件（SAE）的处理与记录、上报流程等。

2. 流程

2.1　评估前准备

2.1.1　制订评估方案　根据本次质量评估的要求及项目数，需由中心主任指派一位质量评估负责人。负责人需制订《质量评估工作方案》，明确评估原则、目标、评估形式及内容、评估方法（材料内容审查和现场核查）、流程、进度安排等相关工作要求。

2.1.2　制订评估用表格　负责人需根据质量评估的要求进行分工，主要是制订评估用相关表格：临床三年行动计划项目评估表、填写评估表的操作手册、材料内容核查表、材料内容核查要点、内容核查问题现场沟通记录表、现场核查表、现场核查操作手册等。

2.1.3　建立评估用电子数据库　负责人需指派一位专人负责电子数据库的建立，主要是评估表的电子化、材料内容审查表的电子化、数据录入操作说明等。此外，电子化系统需要安排中心成员或者项目组成员进行测试。

2.1.4　项目组通知的发放　负责人需根据本次质量评估的要求，草拟发放给各项目组的通知，并附上相应表格。需在通知里写清楚需要各项目组提交的材料。

2.2　审查项目组提交的材料　负责人安排专人形式审查各项目组上交的材料，对有遗漏提交材料的项目组进行汇总并由负责人统一反馈。形式审查完成后，需由中心核查员对项目进行内容审查，把相关信息录入到材料内容审查电子数据库中，还需总结各项目材料内容审查发现的问题，作为现场核查的要点，并对每个项目的受试者编号进行随机抽样。此外，根据每个项目制订相应的现场核查表及任务分工。

2.3　现场核查　根据前期制订的现场核查表及任务分工，提前准备好现场核查的相关表格,在规定的时间内赴医院进行核查,主要核查项目执行情况(药品、生物样本、随机化、盲法)、抽查受试者的知情同意情况及数据溯源情况[人口学信息、入排标准、分组情况(非随机分组采用)、干预方式、主要/次要终点指标、不良事件]。

2.4 撰写评估报告 负责人组织中心核查员对现场核查后的数据进行结构化整理,且核查员需撰写各自负责的项目评估报告和医院报告。

模板9.2 中心化监查SOP

Ⅰ 目的 利用中心化监查模式远程关注影响临床研究质量和患者权益的风险因素。通过集中监查临床研究中最关键的数据,确保受试者的利益得到保护,更有效地控制临床研究的总体质量。

Ⅱ 适用范围 适用于临床研究中心所有临床试验。

Ⅲ 规程 本规程包含临床研究中心进行的监查参考依据、监查内容及监查步骤。

1. **监查参考依据** 遵照最新的临床试验相关法律、法规及指导原则,基本监查依据包括以下法规文件:《中华人民共和国药品管理法》《中华人民共和国药品管理法实施条例》《药品注册管理办法》《药物临床试验质量管理规范》《医疗器械临床试验质量管理规范》、ICH-GCP E6(R2)等。

2. **监查内容**

2.1 基本信息;

2.2 受试者筛选入选表/试验方案;

2.3 伦理批件,临床研究方案;

2.4 知情同意书;

2.5 启动会文件;

2.6 临床研究方案/方案修订材料/研究注册试验方案/项目任务书/首例或空白CRF;

2.7 研究方案发表页;

2.8 随机化方案及试验方案;

2.9 盲法执行方案及试验方案;

2.10 质量控制实施材料;

2.11 违背方案报告;

2.12 生物样本管理材料;

2.13 SAE;

2.14 统计分析计划/报告。

3. **监查步骤**

3.1 根据监查通知核对递交资料是否齐全;

3.2 根据递交资料逐条核对中心化监查内容;

3.3 填写中心化监查电子表格(REDCap);

3.4 总结需要与研究者现场沟通的问题,在现场监查表上列出沟通内容;

3.5 根据现场监查沟通结果,更新中心化监查电子表格(Redcap)相关信息。

模板 9.3　现场监查 SOP

Ⅰ　目的　建立临床研究现场监查规程，保证临床研究中受试者的权益受到保护、研究记录与报告数据准确完整、确保研究遵守现行《药物临床研究质量管理规范》、相关法规、研究方案、有关 SOP。

Ⅱ　适用范围　适用于需要临床研究中心临床监查员进行监查的所有临床研究。

Ⅲ　规程

　　1. 制订监查计划　在临床研究开始前，根据研究目的和研究方案的要求，制订监查计划，确定监查访视的方法、频率和每次监查时长。需根据研究的复杂程度和进度进行定期监查，明确可以调整、增加或减少监查时间与次数的情况。

　　2. 监查的程序　主要包括监查前准备、监查实施、监查报告与跟进。

　　3. 监查前准备

　　3.1　查阅研究方案（项目任务书）、监查计划、SOP 等相关资料，了解最新的要求和来自研究单位的信息。

　　3.2　回顾研究进度，查阅以往的监查记录（附表 1）及报告，充分了解研究完成情况和存在问题。

　　3.3　与项目负责人及有关人员讨论监查出现的问题和要解决的问题。

　　3.4　与研究者联系，了解最新情况并确定具体监查时间。

　　3.5　准备监查所需文件、表格、报告、资料等。

　　4. 监查实施

　　4.1　与研究人员会面，说明本次监查内容，了解研究进展情况，讨论以往问题及新问题。

　　4.2　检查研究档案文件。

　　4.3　监查知情同意书。

　　4.4　监查病例报告表、Excel 等记录数据的文件和受试者原始记录，进行数据核查。

　　4.5　了解研究用药品的使用记录和保存情况。

　　4.6　了解研究材料使用情况，及时联系相关人员给予补充和更新。

　　4.7　了解研究人员有无变化。

　　4.8　了解研究设备、医疗设施有无变化，检查是否进行维护和校准。

　　4.9　监查或了解其他事宜。

　　4.10　与研究人员会面，讨论本次监查情况、发现问题和解决方法，预约下次监查时间。

　　4.11　结束本次监查。

　　5. 监查报告与跟进

　　5.1　完成监查报告，上交项目负责人，汇报本次监查情况。

　　5.2　将文件资料（监查报告等）、物品等及时归档。

　　5.3　跟进监查中存在的问题，直至问题得到解决。

　　5.4　安排下次监查。

Ⅳ　附表

附表 1　监查记录表

研究名称		研究编号	
监查日期		监查地点	
监查员		协同访视员	
医院名称		研究进展阶段	
拜访研究者		联系人和电话	
上次监查问题情况记录			

监查内容

监查条目	指标	备注
研究进度	入组、完成、脱落病例情况	
知情同意书	签署情况	
病例报告表	填写情况	
原始数据	采集和保存情况	
AE/SAE	记录报告情况	
方案偏离/违背	发生频率和程度	
需下次跟进的问题		

|附录二|

临床研究参考文件

【临床研究政策】

一、中共中央国务院

1.《"健康中国2030"规划纲要》
http://www.gov.cn/zhengce/2016-10/25/content_5124174.htm

2.《"十三五"国家科技创新规划》(国发〔2016〕43号)
http://www.gov.cn/zhengce/content/2016-08/08/content_5098072.htm

3.《国务院关于实施健康中国行动的意见》(国发〔2019〕13号)
http://www.gov.cn/gongbao/content/2019/content_5416157.htm

4.《中华人民共和国国民经济和社会发展第十四个五年规划和2035年远景目标纲要》
http://www.gov.on/xinwen/2021-03/14/content_5592884.htm

二、国家部委

中华人民共和国科学技术部、国家卫生健康委员会、军委后勤保障部、国家药品监督管理局、国家发展和改革委员会等部门先后发文支持临床研究的发展。

1.《"十三五"卫生与健康科技创新专项规划》(国科发社〔2017〕147号)
http://www.most.gov.cn/tztg/201706/t20170613_133484.htm

2.《关于全面推进卫生与健康科技创新的指导意见》(国卫科教发〔2016〕50号)
http://www.gov.cn/xinwen/2016-10/12/content_5118171.htm

3.《国家临床医学研究中心五年(2017—2021年)发展规划》(国科发社〔2017〕204号)
http://www.most.gov.cn/mostinfo/xinxifenlei/fgzc/gfxwj/gfxwj2017/201709/t20170907_134799.htm

4.《科技部关于发布国家重点研发计划"干细胞及转化研究"等重点专项2019年度项目申报指南的通知》

5.《促进健康产业高质量发展行动纲要(2019—2022年)》

6.《生物医学新技术临床应用管理条例》

7.《健康中国行动(2019—2030年)》
http://www.gov.cn/xinwen/2019-07/15/content_5409694.htm

三、地方政府

我国各地方政府也纷纷发表意见鼓励临床研究开展,部分列表如下:

1. 上海市卫生健康委员会、发展和改革委员会等九部委
《关于加强本市医疗卫生机构临床研究支持生物医药产业发展的实施方案》

2. 上海科学技术委员会、卫生健康委员会等部门

《上海市临床医学研究中心发展规划（2019—2023 年）》

3. 上海申康医院发展中心

《促进市级医院临床技能与临床创新三年行动计划（2016—2018 年）》

4. 北京市卫生健康委员会北京市科学技术委员会等三部委

《北京市关于加强研究型病房建设的意见》

5. 广东省科学技术厅九部委

《关于促进生物医药创新发展的若干政策措施》

6. 浙江省科学技术厅

《关于加快生命健康科技创新发展的实施意见（征求意见稿）》

7. 云南省政府

《关于加快生物医药产业高质量发展的若干意见》

【临床研究相关法规】

1.《中华人民共和国药品管理法》（中华人民共和国主席令第 31 号）

2.《中华人民共和国人类遗传资源管理条例》（中华人民共和国国务院令第 717 号）

http://www.gov.cn/zhengce/content/2019-06/10/content_5398829.htm

3.《中华人民共和国药品管理法实施条例》（中华人民共和国国务院令第 360 号）

2016 年中华人民共和国国务院令第 666 号、2019 年中华人民共和国国务院令第 709 号《国务院关于修改部分行政法规的决定》，对药品管理法实施条例进行了修订。

4.《医疗器械监督管理条例》（中华人民共和国国务院令第 650 号）

5.《国务院关于修改〈医疗器械监督管理条例〉的决定》（中华人民共和国国务院令第 680 号）

6. 最高人民法院最高人民检察院关于办理药品、医疗器械注册申请材料造假刑事案件适用法律若干问题的解释（法释〔2017〕15 号）

7.《中华人民共和国疫苗管理法》（2019 年 6 月发布）

【临床研究相关部令/局令】

可查询国家市场监督管理总局（包括国家食品药品监督管理总局）、国家卫生健康委（包括国家卫生和计划生育委员会）、中华人民共和国科学技术部等国家部门发布的部令/局令。

1.《药品注册管理办法》（国家市场监督管理总局令第 27 号）

2.《医疗器械注册管理办法》（国家食品药品监督管理总局令第 4 号）

3.《体外诊断试剂注册管理办法》（国家食品药品监督管理总局令第 5 号）

2017 年国家食品药品监督管理总局令第 30 号《体外诊断试剂注册管理办法修正案》，对体外诊断试剂注册管理办法进行了修订。

4.《药物临床试验质量管理规范》（国家药品监督管理局　国家卫生健康委员会 2020 年第 57 号）

5.《医疗器械临床试验质量管理规范》（国家食品药品监督管理总局　国家卫生和计划生育委员会令第 25 号）

【临床研究管理办法或规范性意见】

1.《医疗卫生机构开展临床研究项目管理办法》

2.《干细胞临床研究管理办法（试行）》（国卫科教发〔2015〕48号）

3.《涉及人的生物医学研究伦理审查办法》

4.《体细胞治疗临床研究和转化应用管理办法（试行）》（征求意见稿）

5.《医疗技术临床应用管理办法》

6.《造血干细胞移植技术管理规范（2017年版）》

7.《干细胞制剂质量控制及临床前研究指导原则（试行）》（国卫办科教发〔2015〕46号）

8.《关于规范医疗机构开展新型冠状病毒肺炎药物治疗临床研究的通知》

9.《中医药临床研究伦理审查平台建设规范》（国中医药办科技发〔2011〕34号）

10.《国家中医临床研究基地临床研究规范建设指导意见》（试行）（国中医药办科技发〔2011〕35号）

11.《国家中医临床研究基地中医医疗与临床科研信息共享系统建设基本要求》（试行）（国中医药办科技发〔2011〕36号）

【临床研究相关国家标准】

1.《医疗机构临床路径的制定与实施》（中华人民共和国卫生行业标准 WS/T 393-2012）
http://www.nhc.gov.cn/wjw/s9494/201209/55887/files/9eb0807be3064450b578d68b2eca8d5b.pdf

2.《健康信息学 患者健康卡数据 第4部分：扩展临床数据》（GB/T 21715.4-2011）

【临床研究注册、备案平台】

一、注册平台

1. NMPA 药物临床试验登记与信息公示平台

2. NMPA 化学仿制药生物等效性与临床试验备案信息平台

3. 国家卫生健康委员会 - 医学研究登记备案信息系统
http://114.255.48.20/login

4. 中国临床试验注册中心

5. Clinical Trial 注册平台
https://clinicaltrials.gov/

二、中华人民共和国科学技术部 - 遗传资源管理备案平台

http://www.most.gov.cn/bszn/new/rlyc/fwzn/
（同时可查询服务指南、适用范围等办理遗传备案的相关信息）

三、干细胞临床研究备案

1.《关于开展干细胞临床研究机构备案工作的通知》（国卫办科教函〔2015〕1071号）

2.《国家卫生计生委办公厅食品药品监管总局办公厅关于加强干细胞临床研究备案与监管工作的通知》（国卫办科教函〔2017〕313号）

【临床研究资源】

一、国家药品监督管理局药品审批中心

http://www.cde.org.cn/
药品审评中心网站"法规与规章"板块，公众可查询临床研究法规、指导原则（包括ICH和WHO、FDA、EMA的指导原则中文译本）。
网站"信息公开"板块公众可查询受审情况、临床试验默示许可信息、上市药品信息（截

至 2020 年 4 月 5 日，共包括 213 种药品的说明书和申请上市技术审评报告）、审评概述、年度审评报告等信息。

二、国家药品监督管理局医疗器械技术审评中心

https://www.cmde.org.cn/CL0001/

医疗器械技术审评中心网站可查看医疗器械临床研究相关法规、指导原则等。

三、国家药品监督管理局高级研修学院

http://www.sfdaied.org/hygk/hyjg/259913.shtml

可参加或者查看包括 GCP 培训在内的各种药品监管法律法规培训课程。

四、人用药品注册技术要求国际协调会

https://www.ich.org/

可查询 ICH 发布的临床研究指南和标准。

五、EQUATOR Network

https://www.equator-network.org/

该平台可查询各种类型的临床研究报告格式及内容。

六、NIH-Clinical Research Study Investigator's Toolbox

https://www.nia.nih.gov/research/clinical-research-study-investigators-toolbox

包括方案撰写、CRF、方案偏离报告等临床研究相关模板及法规指南等。

七、国内外大学高校临床研究资源

University of California San Francisco Clinical Research Resource HUB

https://hub.ucsf.edu/

可查询临床研究全流程相关指南、工具、模板等。

八、国内外各大学会发布的临床研究相关文件

1. 中国细胞生物学学会干细胞生物学分会和中华医学会感染病学分会

《干细胞治疗新型冠状病毒肺炎（COVID-19）临床研究与应用专家指导意见》

http://www.most.gov.cn/gnwkjdt/202003/t20200327_152617.htm

2. 广东省药学会

http://www.sinopharmacy.com.cn/

可查询临床研究相关共识、指南，部分列表如下：

①《广东省药学会药物临床试验专业委员会药物临床试验评估办法（试行）》

②《药物物临床试验受试者损害处理·广东共识（2020 年版）》

③《药物临床试验质量管理·广东共识（2019）》

④《药物临床试验机构经费管理·广东共识（2019）》

⑤《超药品说明书用药中患者知情同意权的保护专家共识》

⑥《药物临床试验源数据管理·广东共识（2018）》

3. 临床数据交换标准协会

（clinical data interchange standards consortium，CDISC）

https://www.cdisc.org/

可查看 CDISC 标准（包括研究方案呈现模型 PRM、数据采集标准 CDASH、研究数据列表模型 SDTM 等）及培训项目等信息，同时部分有中文译本。

九、临床研究资助方

1. 吴阶平医学基金会　支持医学科研和医学领域的学术交流,开展健康公益活动、科普教育和医疗救助,组织吴阶平医学奖等医学奖项的评选活动。

2. 中华国际医学交流基金会(http://www.cimf.org.cn/index.asp)

3. 北京长江药学发展基金会

4. 各大药企公司

索　引